Alexander Wagandt

fettelos

Alexander Wagandt

fett los

Vergessen Sie alle Diäten, Pillen, Pulver und Versprechungen, und werden Sie jetzt auf Dauer und ohne Mühe Ihr Fett los

SIGNUM

Für Iris

Die Deutsche Bibliothek – CIP-Einheitsaufnahme

Wagandt, Alexander:

fettlos : vergessen Sie alle Diäten, Pillen, Pulver und Versprechungen, und werden Sie jetzt auf Dauer und ohne Mühe Ihr Fett los / Alexander Wagandt.

– Wien : Signum-Verl., 1997

ISBN 3-85436-244-7

Signum Verlag Ges.m.b.H. & Co. KG

A-1031 Wien, Reisnerstraße 40

E-Mail: contact.us@signum.voei.ada.at

Cover: Kurt Lackner

Umschlagfoto: © PiX / Ed Bock

Druck: Ueberreuter Buchbinderei und Buchproduktion Gesellschaft m. b. H.,

A-2100 Korneuburg, Industriestraße 1

ISBN 3-85436-244-7

Wien 1997

So tauml ich von Begierde zu Genuß,
Und im Genuß verschmacht ich nach Begierde.

Goethe *Faust*,
Der Tragödie erster Teil, Wald und Höhle

Inhalt

Teil I

Teil 2

Vorwort

In den letzten Jahrzehnten sind in allen Industrienationen die Menschen immer dicker geworden. Leider nimmt dabei die Bundesrepublik Deutschland in der Weltrangliste eine Spitzenposition ein. Die Hälfte der erwachsenen deutschen Bevölkerung ist übergewichtig, und 17 Prozent sind sogar fettsüchtig. Einen so hohen Anteil an Übergewichtigkeit gibt es in kaum einem anderen Land.

Übergewichtigkeit ist nicht nur ein kosmetisches Problem, auch wenn viele darunter psychisch leiden. Übergewichtigkeit ist in erster Linie ein medizinisches Problem, da praktisch alle der sogenannten Zivilisationskrankheiten wie zum Beispiel die Zuckerkrankheit, erhöhter Blutdruck, Herz-Kreislauf-Erkrankungen, Gicht, Fettstoffwechselstörungen, Gallensteinleiden, Venenerkrankungen und Verschleißerscheinungen an den Gelenken durch ein erhöhtes Körpergewicht entstehen. Knapp zehn Prozent aller Kosten, die derzeit in unserem Gesundheitssystem aufgebracht werden müssen, sind direkt oder indirekt durch die Übergewichtigkeit verursacht und könnten vermieden werden, wenn es gelänge, das Körpergewicht der Betroffenen zu normalisieren.

Natürlich darf man nicht nur den Kostenfaktor alleine betrachten. Viel wichtiger und entscheidender ist das Schicksal jedes einzelnen, der an Übergewichtigkeit leidet. Übergewichtigkeit bedeutet Verlust von Lebensqualität, und leider werden oft auch das Selbstwertgefühl und die körperliche und geistige Leistung vermindert, vor allem aber führt Übergewichtigkeit zu Folgeerkrankungen, die in ganz erheblichem Umfange die Lebenserwartung reduzieren.

Fast jeder Übergewichtige hat versucht, durch „Reduktionskuren" sein Körpergewicht zu normalisieren. Meist wurde dies sogar schon mehrfach versucht, ohne daß der gewünschte Erfolg von

Dauer war. Nicht selten war kurze Zeit danach das Körpergewicht höher als zuvor. Nahezu jede Woche werden in Illustrierten, Tageszeitungen und in anderen Publikationsorganen Blitz- und Crash-Diäten propagiert, die alle viel versprechen - aber letztendlich nichts halten. Abmagerungskuren sind zu einem Millionengeschäft geworden, weil Millionen davon betroffen sind - und bislang kaum jemandem wirklich geholfen wurde.

Zwar sind in den letzten Jahren grundlegend neue wissenschaftliche Erkenntnisse über die Ursachen und über die Behandlung der Übergewichtigkeit erarbeitet worden, die zutiefst unser Verständnis verändert haben, aber im engeren Sinne profitiert hat davon kaum ein Übergewichtiger. In einigen Kliniken und Zentren in Deutschland erfolgt zweifelsohne eine sachgerechte und erfolgreiche Betreuung und Behandlung der Übergewichtigen, allerdings können davon leider nur wenige Betroffene Nutzen ziehen. Die weitaus überwiegende Anzahl der Übergewichtigen ist auf verläßliche und wirksame Methoden unter Alltagsbedingungen angewiesen.

Das vorliegende Buch will diese Lücke schließen. Es basiert auf den erarbeiteten wissenschaftlichen Erkenntnissen ohne allzusehr wissenschaftlich zu sein. Es soll die Augen öffnen für das Wesentliche, ist leicht und verständlich geschrieben, an manchen Stellen sogar provokativ, aber immer sachlich richtig. Es ist keine neue Diät notwendig, um abzunehmen, und vielleicht kann auch Sie das Buch überzeugen, daß abzunehmen leichter ist, als Sie denken. Ich persönlich glaube, da ich tagtäglich mit dem Problem der Übergewichtigkeit konfrontiert bin, daß dieses Buch Ihnen nicht nur hilft schlanker, sondern vor allem auch gesünder zu werden.

Prof. Dr. Dietmar Sailer
Kurparkklinik'
Bad Neustadt an der Saale

Was Sie erwartet, und wie Sie das Beste aus diesem Buch machen

Lassen Sie mich der Einfachheit halber annehmen, daß Sie mit Ihrer Figur nicht hundertprozentig zufrieden sind. Da dies auf die meisten Menschen zutrifft, habe ich gute Chancen, von vornherein damit richtigzuliegen. Außerdem haben Sie ein Buch zum Thema Schlankheit gekauft - und somit sollten sich meine Chancen, daß meine Vermutung stimmt, noch einmal um ein gutes Stück verbessert haben. Ich wage sogar die Prognose, daß Sie gerne etwas schlanker wären. Wenn ich mit meinen Annahmen völlig falschliege, dann bedanke ich mich, daß Sie dieses Buch trotzdem gekauft haben, empfehle Ihnen, es kurz durchzublättern - einige Passagen sind in jedem Fall auch für gertenschlanke Menschen interessant -, um es dann jemandem zu schenken, der gerne schlanker wäre. Das dürfte nicht schwierig sein, denn immerhin sind in Deutschland rund 50 Prozent der Bevölkerung übergewichtig. 17 Prozent der Frauen und 15 Prozent der Männer gelten gar als adipös (nach Epstein u. Higgins, 1992). Das schöne Wort „adipös" beschreibt den weniger schönen Körperzustand immerhin fast jedes sechsten Deutschen. Adipös bedeutet nämlich krankhaft fettleibig.

Ist das nicht unglaublich? Millionen Menschen wären gerne schlanker, und Millionen Menschen versuchen diesen Wunsch mit Hilfe von Diäten in die Tat umzusetzen. Ganze Industriezweige leben davon. Aber obwohl immer mehr von den unglaublichsten

Wundermitteln und Diätetika auf den Markt drängen, werden die Menschen in den Industrienationen Jahr für Jahr dicker.

Es scheint also so zu sein, daß die angebotenen Wundermittel nicht ganz perfekt funktionieren. Warum das so ist und Diäten schon allein vom biochemischen Standpunkt aus nicht der richtige Weg sein können, erfahren Sie im zweiten Teil dieses Buches. Aber losgelöst von diesen rein funktionalen Punkten gibt es einen anderen Ansatz, den zu beachten sich insbesondere lohnt und der ganz wesentlich ist, wenn man seine körperliche Erscheinung verändern möchte. Lassen Sie mich kurz erklären, woran ich dabei denke.

Auf den ersten Blick scheint das Problem Übergewicht bzw. Fettleibigkeit leicht lösbar. „Einfach weniger essen", gilt als Patentrezept. „Und sich mehr bewegen", kommt als Ergänzungsvorschlag gleich an zweiter Stelle. So überzeugend diese Vorschläge auch zunächst erscheinen – zur Lösung des Problems reichen sie nicht aus. Vielmehr ist es notwendig, zu verstehen, *warum* jemand mehr ißt als ihm guttut und *warum* viele der Betroffenen jede Bewegung vermeiden, die nicht unbedingt notwendig ist. Die lapidare Bemerkung „Die sind eben einfach faul und willensschwach" kann als Lösung kaum genügen. Vielmehr ist es für den Übergewichtigen unverzichtbar, zu erkennen, warum er eben beispielsweise wider besseren Wissens mehr ißt, als ihm guttut. Die möglichen Gründe dafür können im übrigen völlig unterschiedlich sein: Frustration, Wut, Einsamkeit, Aggressionen oder einfach der beim Essen erzielte Lustgewinn sind nur einige solcher möglichen Gründe.

Teil 1 des Buches beschäftigt sich daher auch mit eben jenen Gründen hinter dem Eßverhalten, die auf dem Weg zu dauerhafter Schlankheit mindestens ebenso wichtig sind wie das Wissen um vollwertige, gesunde Ernährung. Auch wird dort sehr konkret erklärt, wie man sein ungeliebtes Verhalten – nämlich mehr zu essen, als einem guttut – verändern kann.

Konkrete Hinweise zur Ernährung finden Sie jedoch selbstverständlich ebenso – in Teil 2 des Buches. Zwischen den einzelnen

Abschnitten mit Hinweisen, Tips und Erklärungen werden Sie auch Kapitel entdecken, die Sie in Form einer Erzählung an den Erlebnissen von Heike und ihren Bekannten auf dem Weg zu künftiger Schlankheit teilhaben lassen. Das Buch ist vorwiegend locker und unterhaltsam geschrieben. Es ist stark in der Aussage, aber es verkompliziert nicht, denn es soll Ihnen Spaß machen, darin zu lesen.

Sie haben sich für ein Schlankheitsbuch entschieden, das anders ist. Anders aus vielerlei Gründen:

- Anders, weil es Ihnen andere Wege aus dem Dicksein aufzeigt als andere Bücher.
- Anders, weil es eine mentale Hilfestellung bietet, aber auch konkrete Ernährungstips gibt.
- Anders, weil es Ihnen zeigt, wo die Gründe für Übergewicht und Fettleibigkeit zu finden sind und nicht nur die Auswirkungen berücksichtigt.
- Anders, weil es Sie ermutigt, aber Ihnen die Verantwortung nicht abnimmt.
- Anders, weil es nicht ein Patentrezept anbietet, sondern unterschiedliche Ansätze berücksichtigt.
- Anders, weil es Ergebnisse auslösen hilft. Anders, weil es Ihnen helfen wird, Ihr Fett dauerhaft loszuwerden.

Anders aber auch deshalb, weil ich selbst niemals dick war. Ich hatte nie ernsthafte Figurprobleme. Ich scheine sogar zu jenen Menschen zu gehören, die fast alles essen können, ohne Gefahr zu laufen, jemals wirklich fett zu werden. Ich gehöre von daher auch nicht zu der Gruppe von „Vorzeigedicken", die es geschafft haben, abzunehmen, und nun auch anderen den absoluten Heilsweg aus dem Übergewicht heraus mit missionarischem Eifer nahebringen wollen. Wie soll also ausgerechnet ich Ihnen auf dem Weg zu dauerhafter Schlankheit helfen können? Wir kennen uns nicht einmal, und ich weiß nicht, ob Sie männlich oder weiblich und wie alt Sie sind. Ich weiß nicht, ob Sie im landläufigen Sinn als fett gelten oder einfach nur Ihren Körper straffen wollen. Ich kenne Ihre Probleme, die Sie vielleicht mehr essen lassen, als Ihnen guttut, nicht, und ich weiß nicht, wie viele Diäten Sie schon ausprobiert haben.

Nicht sehr ermutigend, stimmt's? Da schreibt ein dünner Management-Trainer, der selbst niemals dick war, ein Buch übers Abnehmen, ohne aus eigener Erfahrung zu wissen, wie es ist, wirklich fett zu sein. Sie lesen Empfehlungen, die augenscheinlich pauschal geschrieben wurden, ohne auf Ihre speziellen Probleme einzugehen. Warum also soll Ihnen ausgerechnet dieses Buch helfen, auf Dauer schlank zu werden?

Kennen Sie den Unterschied zwischen Einfühlungsvermögen und Verständnis? Einfühlungsvermögen beschreibt die Fähigkeit, sich in die Situation eines anderen Menschen einfühlen zu können, sich also ähnlich zu fühlen wie die betreffende Person. Ist das nicht eine sehr positive Fähigkeit? Zweifellos. Aber haben Sie jemals erlebt, daß jemand bei Ihnen Rat gesucht hat und Sie sich so lange in seine Situation eingefühlt haben, bis auch Sie schließlich ganz ratlos waren? Offensichtlich fällt es schwer, Lösungen zu erkennen, wenn man zu sehr emotional in ein Problem verstrickt ist. Fremde Menschen, die mehr emotionalen Abstand haben, sind dagegen oftmals aufgrund ihrer Distanz viel eher in der Lage, Probleme auch einmal aus einer anderen Perspektive zu sehen und Lösungen zu erkennen. Ich ziehe es also vor, mich nicht zu sehr einzufühlen in Ihre Probleme, denn wäre ich dazu wirklich in der Lage, könnte ich Ihnen kaum noch eine Lösung anbieten. Ich ziehe es vielmehr vor, Verständnis für Ihre Situation zu haben, anstatt mich einzufühlen. Nichtsdestotrotz oder gerade deshalb wird Ihnen dieses Buch eine wichtige Hilfe auf dem Weg zu einer schlankeren Figur sein. Bevor Sie aber beginnen, sich auf diesen Weg zu begeben, sollten Sie folgende Hinweise beachten:

Es gibt zweifellos unterschiedliche Formen des Dickseins. Ich habe deshalb auch unterschiedliche Gruppen gebildet, die ich der

Einfachheit halber in diesem Buch auf zwei begrenzt habe. Beide Gruppentypen werden in diesem Buch berücksichtigt, allerdings sind die Ansätze verschieden.

Die erste Gruppe steht stellvertretend für Menschen, die mit ihrer Figur nicht ganz zufrieden sind, aber weit davon entfernt sind, wirklich fett zu sein. Diese Menschen haben aufgrund ihrer körperlichen Idealvorstellung sehr harte Kriterien bezüglich ihres Aussehens entwickelt. Sie essen vielleicht auch mal ein wenig mehr, als ihnen guttut, aber im großen und ganzen essen sie bewußt. Auch ist ihnen ihre körperliche Erscheinung sehr wichtig, und sie achten auf ihre Figur. Allerdings fühlen sie sich manchmal ein wenig aus der Form geraten. Essen aus Frust, Langeweile oder Einsamkeit kann zwar vorkommen, spielt aber keine entscheidende Rolle.

Gehören Sie in diese Gruppe, dann lesen Sie Teil 2 dieses Buches zuerst, und wenden Sie das Gelesene an. Wenn Sie mit dem Ergebnis nicht ganz zufrieden sind, lesen Sie auch Teil 1.

Gruppe zwei stellt einen anderen Typus von zumeist wirklich Übergewichtigen dar. Diese Menschen essen sehr oft aus Frustration, Ärger, Langeweile oder sind solch begeisterte Esser, daß ein tolles Menü sofort alle guten Vorsätze vergessen läßt. Menschen dieser Gruppe können sehr stark übergewichtig sein. Sie haben in der Regel schon viele Diäten probiert, fallen aber nach scheinbaren, kurzfristigen Erfolgen regelmäßig wieder in ihr altes Eßverhalten zurück

Sie fühlen sich angesprochen und haben das Gefühl, eher in diese Gruppe hineinzupassen? Lesen Sie Teil 1 zuerst, beschäftigen Sie sich dann aber auf jeden Fall auch mit dem zweiten Teil.

Sie sind sich unsicher, in welche Gruppe Sie gehören? Macht nichts. Dann lesen Sie Teil 1 zuerst, oder lesen Sie ganz einfach das gesamte Buch von der ersten bis zur letzten Seite.

Sie haben sich auf einen interessanten Weg zu mehr Gesundheit, körperlicher Attraktivität und Lebensfreunde begeben. Haben Sie Spaß auf dieser Reise, und genießen Sie den Weg dahin.
Ich wünsche Ihnen viel Freude und Erfolg dabei.

Ihr

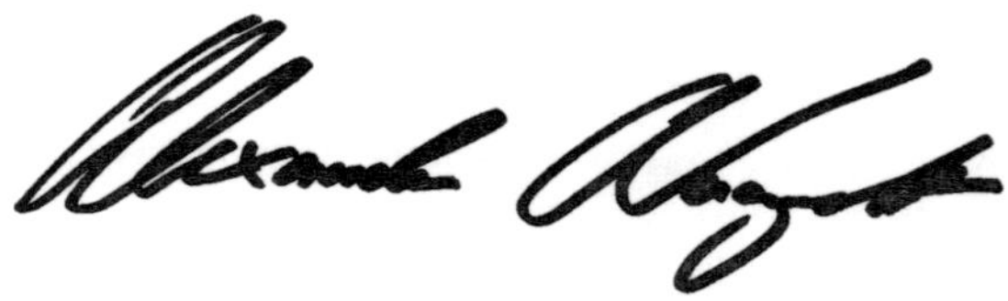

Alexander Wagandt

Teil I

Kapitel 1

Der Gewissenskonflikt des Dr. Kirchberg und andere Schicksale

Martin knallte die Tür zu. Minutenlang hörte Svenia noch sein immer leiser werdendes Schimpfen im Hausflur, aber schließlich war auch das verstummt. Es war wieder still in der Wohnung.

„Verdammt nochmal!“ rief Svenia. Sie haßte es, wenn Martin nach einem Streit wütend das Haus verließ. Am meisten aber haßte sie es, wenn sie sich schuldig fühlte. Sicher, Martin war auch nicht immer einfach, aber heute hatte sie einfach zu aggressiv reagiert. Leider war das in der letzten Zeit öfter vorgekommen.

Svenia ging zum Fenster und konnte gerade noch beobachten, wie Martin mit seinem flaschengrünen Triumph Spitfire aus der Garage fuhr. Sie schloß das Fenster. Ein paar Minuten lang überlegte sie, ob sie Christine besuchen sollte, da fiel ihr ein, daß Christine ja noch bis Sonntag in Spanien war. Sie seufzte. Nun gut, würde sie eben zu Hause bleiben. Schließlich hatte sie ja noch die Videokassette von Udo. Udo, Martins bester Freund, behauptete, dies sei der ultimative Actionfilm. Svenia legte die Kassette mit jenem „ultimativen“ Film in den Recorder und machte es sich bequem. Udo hatte recht, der Film war gut gemacht und hätte Svenia unter anderen Umständen sicherlich sehr gefallen, wenn sie nicht pausenlos an den Streit mit Martin hätte denken müssen.

Svenia ging in die Küche und tat das, was sie immer zu tun pflegte, wenn sie unglücklich war. Sie begann zu essen. Insbesondere Süßigkeiten schienen das ideale Mittel zu sein, um sich zumindest momentan etwas besser zu fühlen. Daß Svenia dabei die gerade vor wenigen Tagen begonnene Diät zwangsläufig aufzugeben im Begriff war, störte sie im Moment nur wenig.

Das Telefon klingelte.

„Von Uhlenstein", meldete sich Laura sehr formell - schließlich riefen Winfrieds Geschäftsfreunde oft auch über die Privatnummer an. Doch diesmal war Winfried selbst am Telefon.

„Hallo Schätzchen", hörte es Laura zwischen heftigem Rauschen aus der Leitung dringen.

„Winni, ich höre dich nur sehr schlecht", rief Laura in den Hörer.

„Ich bin noch in Genf, und es wird auch noch mindestens zwei Tage dauern", war Winfried zwischen einem besonders heftigen Rauschen zu verstehen. „Ich fahre gerade mit Doktor Herzberg zu unserem alten Freund Lothar Zimmer."

Laura sagte nichts. Zu groß war ihre Enttäuschung. Natürlich, sie war es gewohnt, daß Winfrieds Termine oftmals länger dauerten als geplant, aber daß er an Viktorias Geburtstag nicht zurück sein würde, verletzte sie. Schließlich hatten sie alles geplant, und der Termin stand - wie es bei Geburtstagen eben so ist - auch schon lange fest.

„Und was ist mit Viktoria?" machte Laura einen zaghaften Versuch.

„Du wirst alleine gehen müssen", hörte sie Winfried sagen, bevor erneutes Rauschen jegliche Verständigung unmöglich machte.

Laura wartete noch einen Moment und lauschte angestrengt in die Leitung, aber außer dem inzwischen permanenten Rauschen war nichts mehr zu hören. Sie legte den Hörer auf. Wie sollte sie Viktoria erklären, daß aus dem gemeinsamen Besuch von Winfried und ihr nun doch nichts werden würde?

Laura beschloß, den Anruf noch ein wenig hinauszuschieben. Statt dessen drückte sie auf die Fernbedienung der sündhaft teuren Stereoanlage. Vivaldis „Winter" aus „Die Vier Jahreszeiten" erfüllte den Raum. Laura öffnete die große Pralinenschachtel, die einer von Winfrieds Geschäftsfreunden erst letztens mitgebracht hatte, und steckte sich eine Praline in den Mund. Sie schloß die Augen. Hoffentlich würde Viktoria Verständnis haben, und hoffentlich würden die Pralinen ausreichen, um ihre Stimmung zu verbessern, dachte sie.

Dr. Georg Kirchberg freute sich wie ein Kind.

„Original Gänsestopfleberpastete aus Straßburg!" lachte er. Das würde ein Fest werden! Sicherlich, die Gänse taten ihm leid, aber er liebte Gänseleberpastete, und wie immer würde er sich, genau wie sein Freund Peter, seine Leidenschaft etwas kosten lassen.

Er summte fröhlich vor sich hin, als er den schweren Mercedes direkt vor Dr. Strathmanns Praxis parkte. Er wollte nur noch schnell das Ergebnis des albernen Bluttests abholen, auf den Gabi so akribisch bestanden hatte, um sich dann mit Peter zum Essen zu treffen. Dr. Kirchberg schnaubte, als er Dr. Strathmanns Praxis betrat.

„Ihr könntet ruhig einen Fahrstuhl einbauen", wandte er sich an die junge Sprechstundenhilfe, die höflich lächelte. „Ich wollte nur meine Blutwerte abholen, Kirchberg ist mein Name", ergänzte er.

„Herr Dr. Kirchberg, ach ja, hier liegt ein Zettel", sagte das junge Mädchen. „Oh, der Doktor möchte noch mit Ihnen sprechen", wandte sie sich an ihren immer noch schnaufenden Praxisbesucher.

„Kindchen, ich habe noch Termine", ließ sich Dr. Kirchberg vernehmen, um dann aber doch einzulenken, „dann sagen Sie ihm bitte, daß ich da bin."

Minuten später saß Dr. Kirchberg wieder in seinem Auto. „Katastrophale Cholesterinwerte", hatte der Doktor gesagt und noch etwas von Bluthochdruck gemurmelt. „Sie werden abnehmen müssen, mein lieber Dr. Kirchberg“, war der Tenor seiner Diagnose gewesen. Richtig besorgt schien er sogar zu sein, der Dr. Strathmann. Dr. Kirchbergs gute Laune war zunächst dahin.

Peter verstand die Welt nicht mehr, schien doch seinem Freund die wirklich hervorragende Gänsestopfleber diesmal kaum zu schmecken. Erst nach und nach erzählte Georg von seinem Gespräch mit dem Hausarzt.

Peter mußte lachen: „Den gleichen Kram erzählt mir mein Arzt seit fünf Jahren, und mir geht es prächtig!“

Dr. Kirchberg sah seinen Freund fragend an. Nun, Peter sah zumindest nicht krank aus, wie er so vor ihm saß.

„Komm, lang endlich zu!“ riß Peter Georg aus seinen Überlegungen.

Dr. Kirchberg machte den Versuch eines Lächelns und griff nach dem Teller mit der Pastete, den Peter ihm entgegenhielt.

„Schließlich lebe ich nur einmal“, dachte er bei sich und zog den Teller zu sich.

Kapitel 2

Zuviel zu essen hat selten etwas mit zuviel Appetit zu tun

Kommt Ihnen das soeben Gelesene bekannt vor? Zugegeben, die Beispiele sind vielleicht ein wenig einfach, aber das ist bei Beispielen nicht unbedingt ein Fehler. Lassen Sie uns zumindest eines schon jetzt feststellen: Die wenigsten Menschen mit Übergewicht essen bewußt zuviel. Vielmehr neigen sie in bestimmten Situationen dazu, durch das Essen ihre Stimmungen und Emotionen verändern zu wollen. Meist gelingt das aber nur für kurze Zeit, und es ist in der Regel auch keine bewußt gewählte Strategie. Aber lassen Sie uns die Dinge der Reihe nach durchgehen.

Zunächst einmal ist es wichtig, zu erkennen, daß Übergewicht und Fettleibigkeit in den seltensten Fällen durch die Verbindung Hunger/Essen im üblichen Sinn ausgelöst werden. Ja, da bin ich mir ganz sicher, und Sie werden in wenigen Minuten verstehen, was ich damit meine.

Üblicherweise gibt es nämlich einen einfachen Auslöser, durch den Ihr Körper Sie dazu bringt, etwas zu essen. Ein Hungergefühl erinnert daran, daß es wieder Zeit ist, etwas zu sich zu nehmen. Eben genau dieser Auslöser bringt beispielsweise ein Baby dazu, zu schreien und mitzuteilen, daß es Zeit ist, aufzustehen und ihm sein Fläschchen zu reichen. Ist das Baby satt geworden, weigert es sich

– zumindest ist das so, bis die besorgte Mutter die körpereigene Vernunft des Babys erfolgreich unterdrückt hat, weil das Kind doch etwas essen *muß* –, noch mehr zu sich zu nehmen.

Bei Erwachsenen ist das Sättigungsgefühl in der Regel nicht mehr ganz so sensibel eingestellt, aber dennoch gilt: Ist man satt, gibt es strenggenommen keinen Grund mehr, etwas zu essen.

Gut, gut, beruhigen Sie sich, natürlich gibt es noch Gründe, aber immer langsam. Zumindest ist dann der Auslöser nicht mehr echter Hunger. Einverstanden? Zum besseren Verständnis finden Sie die nachfolgende Zeichnung, die von mir nach der Motiv-Zielkette von Michael und Vera F. Birkenbihl übernommen wurde.

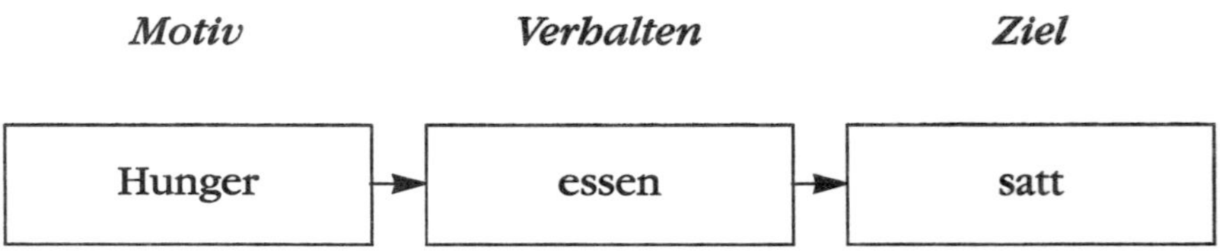

Wie Sie sehen, ist das Motiv – der Auslöser – der Hunger. Das Ziel ist, satt zu sein. Und der Weg dahin – oder das Verhalten – ist essen. Ich vermute, Sie finden meine Ausführungen nicht sehr spektakulär. Nun, das sind sie an dieser Stelle auch noch nicht, aber wir nähern uns bereits einer sehr viel spannenderen Stelle. Überlegen Sie einmal, ob Sie mir recht geben können, wenn ich folgende Behauptung aufstelle:

Würde man nur dann essen, wenn man wirklich Hunger hat, und aufhören, sobald man satt ist, gäbe es kaum noch dicke Menschen.

Sie geben mir recht? Ich bin beruhigt. Allerdings ergibt sich aus dieser Erkenntnis die nachstehende Folgerung: Wenn das so ist, dann muß es doch bei vielen Menschen noch andere Motive neben besagtem Hunger geben, die sie dazu bringen zu essen. Auch scheint es dann so zu sein, daß satt zu werden eben nicht das alleinige Ziel ist, wenn es ums Essen geht.

Die nachfolgende Zeichnung gibt ein paar vollkommen andere Motive und Ziele wieder, die jemanden dazu bringen könnten, übermäßig zu essen.

Motiv	*Verhalten*	*Ziel*
Frust →	essen →	Ablenkung
Einsamkeit →	essen →	Ablenkung
Suche nach Lust →	essen →	Lustbefriedigung

Ist vielleicht sogar eines Ihrer eigenen Motive dabei? Wie auch immer, in jedem Fall erkennen Sie, daß es eben nicht nur darum geht, satt zu werden und keinen Hunger mehr zu haben. Und schon jetzt begreifen Sie vielleicht auch, warum Diäten niemals funktionieren, wenn Ihr persönliches Eßmotiv ein anderes ist als das, satt zu werden.

Essen Sie beispielsweise Süßigkeiten, wenn Sie frustriert sind? Und sind Sie oft frustriert? Was denken Sie, wie hoch die Chancen sind, daß Sie künftig den „Multi-Schlankheitsdrink Twiggi" zu sich nehmen, wenn sich Frust breitmacht? Wird das funktionieren? Verschafft erIhnen die Möglichkeit, Ihren Frust zu vergessen? Wenn nicht, werden Sie die Sache mit dem Drink schnell wieder aufgeben – spätestens beim nächsten Frust. Und wenn es nur der Frust ist, sich ausschließlich von scheußlichen synthetischen Drinks ernähren zu müssen.

Ist Einsamkeit Ihr Auslöser für wahre Kuchenorgien? Wie hoch schätzen Sie die Wahrscheinlichkeit, daß Sie - weil Sie gerade auf Reisdiät sind - beim nächsten Anfall von Einsamkeit einen Topf mit Reis aufsetzen, um sich zu trösten? Oder vermuten Sie, daß der Kuchen besser funktioniert und Sie den Reis Reis sein lassen werden? Wenn das so ist, dann haben Sie mit der Reisdiät schlechte Karten.

Essen Sie beispielsweise, weil Sie es lieben, zu essen, und Essen Ihnen Lust verschafft - wie lange werden Sie dann die Kartoffeldiät durchhalten? Verschafft Ihnen die Kartoffeldiät ein gleichwertiges Lustgefühl? Wenn nein, dann stehen Ihre Chancen schlecht. Sie werden wieder zu dem Verhalten zurückkehren, das Ihnen mehr Lust verschafft.

Der Punkt ist: Sie essen nicht nur, um satt zu werden, sondern auch aus ganz anderen Motiven heraus.

Glauben Sie also nicht, daß Sie nur Appetitzügler brauchen, um Ihr Problem in den Griff zu bekommen. Denn es ist ja nicht der körperliche Hunger, der Sie dazu bringt, mehr zu essen, als Ihnen bekommt. Im folgenden ein Beispiel, mit dem ich Ihnen dies noch verdeutlichen möchte:

Stellen Sie sich vor, Sie wollen in den Urlaub fliegen. Sie fahren zum Flughafen, checken Ihr Gepäck ein und sitzen eine Stunde später in der ausgebuchten Maschine. Ihr Platz ist unmittelbar vor dem Notausgang. Unterhalb des Hebels, der die Notausgangstür verschließt, blinkt ein rotes Lämpchen. „Achtung!" steht über dem Lämpchen. Irritiert rufen Sie die Stewardeß und teilen ihr mit, daß das Blinken Sie beunruhigt. Die Stewardeß schaut Sie an und zuckt mit den Schultern.

„Ich weiß nicht, was der Grund für das Blinken ist", reagiert sie gleichgültig. „Aber wenn es Sie stört, machen wir es eben aus", meint sie und beginnt, das Lämpchen aus der Fassung zu drehen.

Ist das die Reaktion, die Sie sich gewünscht haben? Wohl kaum. Ich zumindest würde schleunigst aus diesem Flugzeug aussteigen.

Trotzdem verhalten sich viele Menschen genau so, wenn es um ihre Gesundheit geht. Da werden Tabletten geschluckt oder Symptome gar durch Operationen scheinbar zum Verschwinden gebracht, ohne den Grund für die Reaktionen des Körpers zu hinterfragen. Wer beispielsweise seine Zahnschmerzen nur mit Schmerztabletten behandelt, ohne den Grund für seine Schmerzen feststellen zu lassen, der handelt ähnlich wie die Stewardeß in unserer Geschichte. Schließlich sind Schmerzen und körperliche Probleme – ähnlich der blinkenden Lampe – ein Hinweis, daß etwas nicht in Ordnung ist, und sollten entsprechend beachtet werden.

Was das mit Ihnen zu tun hat? Nun, wenn Sie meinen, Ihr Übergewicht einfach dadurch in den Griff zu kriegen, daß Sie eben mit Hilfe der Chemie weniger essen, dann besteht die Gefahr, daß auch Sie ein wichtiges blinkendes Lämpchen übersehen. Es gibt nämlich einen Grund für Ihr spezielles Eßverhalten, und mit dem sollten Sie sich unbedingt beschäftigen.

Aber was ist der Grund? Und wodurch entsteht also ein im Grunde ungewolltes und ungeliebtes Eßverhalten?

Zunächst sollten Sie verstehen, daß das Verhalten, das Sie zum Essen bringt und alle Abmagerungsversuche im Keim erstickt, ein Aspekt Ihrer Persönlichkeit ist, der nur das Beste will. Nun gut, zugegebenermaßen haben Sie vielleicht inzwischen eine andere Vorstellung, was das beste für Sie ist. Und genau da liegt auch die Lösung Ihres Problems. Aber lassen Sie uns die Dinge nach und nach angehen.

Es gibt zwei wesentliche Kräfte in Ihrem Leben – und im Leben eines jeden Menschen –, die Sie antreiben.

Antriebsfaktor Nummer eins läßt Sie sich darum bemühen, möglichst viele angenehme Gefühle zu empfinden. Bitte beachten Sie, wie ich diese Aussage formuliert habe. Ich schrieb: angenehme *Gefühle*, nicht angenehme *Erlebnisse* – warum diese Unterscheidung wichtig ist, werden wir später noch genau besprechen.

Antriebsfaktor Nummer zwei läßt Sie so handeln, daß Sie unangenehme Gefühle möglichst vermeiden.

So einfach und unspektakulär sich diese Erkenntnis vielleicht auf den ersten Blick für Sie anhören mag, so wichtig ist sie doch. Schließlich läßt sich alles, was Sie in Ihrem Leben tun, auf diese beiden Antriebsfaktoren zurückführen. Sie tun entweder etwas, weil Sie sich davon ein angenehmes Gefühl versprechen, oder Sie lassen etwas bleiben, weil Ihnen das voraussichtlich ein noch besseres Gefühl verschafft.

Sie wollen ein Beispiel? In Ordnung. Sie gehen ins Kino, weil Sie sich davon angenehme Unterhaltung erhoffen, aber Sie machen Ihre Steuererklärung nicht, weil es Ihnen angenehmer ist, sich im Moment damit nicht zu beschäftigen. Einverstanden?

Sie finden diese Erkenntnis immer noch nicht so unglaublich? Ist sie aber. Machen Sie sich klar, daß es keine Ausnahmen hierfür gibt. *Alles* was Sie tun, tun Sie nur, weil Sie sich entweder ein angenehmes Gefühl davon erhoffen, oder Sie tun etwas, weil Sie ein unangenehmes Gefühl vermeiden wollen. *Ja, das gilt für alles, was Sie tun.*

- Sie lassen sich nicht scheiden, obwohl Ihr Partner Sie nur noch nervt?

Das Alleinsein oder die Scheidung scheint mit noch unangenehmeren Gefühlen für Sie verbunden zu sein als Ihr nörgelnder Partner.

• Sie gehen einer Arbeit nach, die Sie hassen?

Die Vorstellung, zunächst arbeitslos zu sein und Ihre Rechnungen nicht bezahlen zu können, scheint Ihnen noch unangenehmer zu sein.

Wenn diese Regel bezüglich der beiden Antriebsfaktoren wirklich auf jedes Verhalten in Ihrem Leben anwendbar ist – und das ist sie – dann ... ja, dann gilt sie auch für Ihr Eßverhalten.

Das heißt, Sie:

a) *versprechen sich entweder angenehme Gefühle, wenn Sie so essen, wie Sie essen,*

oder

b) *Sie versuchen unangenehmen Gefühlen zu entfliehen, indem Sie essen, wie Sie essen.*

Tatsächlich ist es interessanterweise so, daß der zweite Antriebsfaktor – der, der Sie unangenehme Gefühle vermeiden lassen will – der wesentlich stärkere der beiden Faktoren ist. So versuchen wir alles, um negative Gefühle zu vermeiden.

• Wann beginnt der faule Mitarbeiter fleißig zu werden?

Wenn er bei mehr Einsatz eine Gehaltserhöhung in Aussicht gestellt bekommt, oder wenn ihm der Rausschmiß droht, falls er sich nicht ändert?

• Was motiviert den Raucher eher, die Zigaretten aufzugeben?

Die Aussicht, künftig wieder freier atmen zu können, oder der ernste Hinweis des Arztes, endlich das Rauchen aufzugeben oder die nächsten zehn Jahre nicht mehr zu erleben?

Der Wunsch, negativen Gefühlen auszuweichen, ist ungleich stärker, als positive Gefühle bekommen zu können. Problematisch ist allerdings, daß wir uns in der Regel eben nicht bewußt und dem Verstand nach für ein bestimmtes Verhalten entscheiden.

Erinnern Sie sich noch an die beiden ersten Beispiele aus dem vorangegangenen Kapitel? Es ergibt natürlich keinen Sinn, seinen Frust durch das Essen von Süßigkeiten zu bekämpfen. Ich bin sicher, daß auch Svenia das weiß. Ebensowenig wird Laura glauben, daß sie ihre Einsamkeit durch Pralinen wirklich bekämpfen kann, und ebensowenig glauben Sie, daß Sie Ihr „Problem" durch Essen lösen werden können. Natürlich wissen wir das, aber es nützt nichts. Zumindest verschafft Ihnen Ihre Schokoladenorgie zunächst einmal ein gutes Gefühl. Das hält zwar nicht lange an, aber im Moment geht es Ihnen besser.

Das bringt uns auch gleich zum nächsten Punkt, denn das Vermeiden unangenehmer Gefühle ist zumeist akut. Die Konsequenz, die sich aus unserem Verhalten ergibt, liegt jedoch zumeist in der Zukunft und scheint ungewiß.

Was ich damit meine? Nun, Laura ist jetzt einsam, und sie braucht jetzt ein tröstendes Gefühl, deshalb ißt sie auch jetzt Pralinen. Die negativen Konsequenzen - nämlich das Zunehmen - sind ihr natürlich bewußt, aber diese liegen ja noch weit in der Zukunft. Würde sie dagegen jetzt auf ihre Pralinen verzichten, dann wäre das *jetzt* ein unangenehmes Gefühl, das es zu vermeiden gilt. Als Konsequenz daraus ergibt sich:

Aktuelle Gefühle haben immer Vorrang, wenn die Angst vor der Konsequenz nicht noch ein stärkeres Gefühl auslöst.

Was ich damit meine? Das können Sie schön an der Hauptfigur des dritten Beispiels, Dr. Kirchberg, beobachten: Die Gänseleberpastete ist jetzt aktuell und verspricht sofort ein gutes Gefühl. Zwar hat Dr. Kirchberg durch das Gespräch mit seinem Arzt kurze Zeit Angst vor den Konsequenzen, läßt sich aber sehr schnell überzeugen, dem unangenehmen Gefühl, jetzt verzichten zu müssen, lieber zu entfliehen. Die Angst vor Konsequenzen - und diese liegen ja ungewiß in der Zukunft - hat in diesem Fall nicht ausgereicht, um ein stärkeres negatives Gefühl auszulösen, das den Verzehr der Pastete verhindert hätte.

ZUSAMMENFASSUNG

- *Alles, was Sie in Ihrem Leben tun oder unterlassen, wird dadurch ausgelöst, daß Sie angenehme Gefühle suchen und unangenehmen Gefühlen aus dem Weg gehen wollen.*

- *Allerdings kann die Interpretation, welches Verhalten angenehme und welches unangenehme Gefühle auslöst, vollkommen unterschiedlich sein. So ist für den einen eine Achterbahnfahrt ein willkommener Nervenkitzel, für den anderen ist schon der Gedanke daran eine fürchterliche Vorstellung.*

- *Auch Ihre Eßgewohnheiten sind irgendwann von Ihnen entwickelt worden, um angenehme Gefühle auszulösen (Lustgewinn etc.) oder um unangenehme Gefühle zu vermeiden (Frustration, Aggression, Einsamkeit etc.).*

- *Diese Strategie muß nicht sinnvoll sein und ist zumeist auch nicht von Ihnen bewußt gewählt worden.*

Ich empfehle Ihnen durchaus, dieses Kapitel noch einmal zu lesen, damit Sie es wirklich zu 100 Prozent verstehen. Das Gute an dem System der Antriebskräfte ist nämlich, daß Sie jederzeit in der Lage sind, sich klar zu machen, daß Ihre momentane Strategie Ihnen in Wirklichkeit überhaupt nicht hilft und daß Sie für das kurzfristige gute Gefühl, das Sie beim Essen haben, langfristig einen zu hohen Preis bezahlen müssen.

Wenn es Ihnen aber gelingt, eine bessere Strategie zu entwickeln, die Ihnen ein mindestens gleichwertiges Gefühl verschafft – ohne Nebenwirkungen –, dann wird es Ihnen völlig problemlos gelingen, augenblicklich Ihr Eßverhalten zu verändern, ohne Willenskraft und ohne Druck, denn Sie selbst werden ohnehin *immer* das tun, von dem Sie, bewußt oder unbewußt, annehmen, daß es Ihnen das angenehmste Gefühl vermittelt.

Wie Sie Ihre eigenen Antriebskräfte optimal einsetzen, und wie Sie Ihr Eßverhalten dadurch sofort verändern können, ist ein wesentlicher Aspekt dieses Buches.

Kapitel 3

Die wundersame Wandlung des Dr. Kirchberg

An diesem Morgen war Dr. Kirchberg mit heftigen Schmerzen in der Brust aufgewacht. Schlaftrunken und mit schmerzendem Arm griff er nach der Wasserflasche, die er immer neben dem Bett stehen hatte. Aber in dem Moment, in dem er sich nach der Flasche bückte, durchzuckte ihn ein so heftiger Schmerz, daß er kurz aufschrie. Er hielt sich die Brust und sank in die Kissen seines Bettes zurück.

„Günther, was ist mit dir?"

Gabis Stimme drang merkwürdig verzerrt an sein Ohr. Georg Kirchberg wollte etwas sagen, aber in dem Moment spürte er erneut einen heftigen Stich. Alles versank in einer Art Nebel, und so bekam er auch nur noch wie durch einen Schleier mit, daß der eilig herbeigerufene Dr. Strathmann ihn sofort mit Verdacht auf Herzinfarkt ins Krankenhaus einliefern ließ.

„Da haben Sie aber wirklich Glück gehabt, mein lieber Kirchberg." Dr. Strathmann stand mit einem kleinen, hübsch eingewickelten Päckchen vor Dr. Kirchbergs Bett.

„Allerdings", ließ sich Dr. Kirchberg mit immer noch schwacher Stimme vernehmen. „Wenn ich nicht zu Hause, sondern irgendwo mit dem Auto unterwegs gewesen wäre und Gabi nicht so schnell reagiert hätte … nicht auszudenken!"

Dr. Strathmann nickte: „Sie sollten die Sache auch wirklich nicht auf die leichte Schulter nehmen. Sie können froh sein, daß Sie diesmal noch um eine Bypass-Operation herumgekommen sind, aber Sie sollten Ihren Lebensstil unbedingt ändern."

Dr. Kirchberg meinte zustimmend: „Das habe ich mir ohnehin vorgenommen, Doc."

Bevor sein Hausarzt Dr. Kirchberg wieder verließ, legte er seinem Patienten noch das mitgebrachte Päckchen auf den Nachtisch und verabschiedete sich mit den besten Genesungswünschen. Erst am nächsten Tag packte Georg Kirchberg das Geschenk seines Hausarztes aus – zu schlecht hatte er sich vorher noch gefühlt. Es handelte sich um ein Buch. *Leben nach dem Infarkt* hieß es. Zwar las er in den nächsten Tagen noch nicht darin – die Ärzte hatten ihm schließlich jede Anstrengung, und sogar das Lesen, verboten –, aber sobald es ihm besser ging, begann er, das Buch aufmerksam zu studieren.

Als Dr. Georg Kirchberg das Krankenhaus verließ, war er ein anderer Mensch geworden: Er machte pünktlich im Büro Schluß, ließ seinen Vertreter, Dr. Löhr, wichtige Verhandlungen auch alleine führen und hatte nicht mehr das Gefühl, daß die Firma zusammenbrechen würde, wenn er einmal nicht anwesend war. Er nahm sich keine Akten mehr mit nach Hause und machte mit Gabi ausgedehnte Spaziergänge. Und im Sommer – so behauptet zumindest der Hauptpförtner – kam er sogar zweimal mit dem Fahrrad in die Firma.

Aber das Auffälligste war sein vollkommen verändertes Eßverhalten. So hatte er sogar begonnen, regelmäßig Obst zu essen – etwas, das er früher vollkommen abgelehnt hatte. Fleisch aß er dagegen fast überhaupt nicht mehr. Nach einem Jahr hatte er sein Gewicht von 109 auf 78 Kilo reduziert. So wenig hatte er das letzte Mal mit 26 Jahren gewogen.

„Manchmal denke ich, Gabi“, sagte er eines Tages zu seiner Frau, als sie wieder einmal auf der Terrasse ihres Hauses saßen, „dieser Herzinfarkt hatte auch etwas Gutes an sich.“

„Das denke ich auch“, sagte Gabi. „Aber das beste daran war, daß du ihn so gut überstanden hast!“

Kapitel 4

Wie Gefühle das Verhalten beeinflussen, und wie man Nutzen daraus ziehen kann

War Ihnen die Geschichte zu theatralisch? Zugegeben, das kann man so sehen. Aber machen Sie sich bewußt, daß genau solche Ereignisse jeden Tag passieren.

Da wird jemand von seiner sich sorgenden Familie immer wieder gebeten, doch mehr auf seine Gesundheit zu achten. Der Hausarzt tut dasselbe, und tägliche kleine Wehwehchen geben ebenfalls eindeutige Hinweise - all das bewirkt jedoch nichts. Aber plötzlich passiert etwas Dramatisches, und die gleiche Person verändert ihr Verhalten um 180 Grad. Zugegeben, ein Herzinfarkt ist selbstverständlich ein besonders einschneidendes Ereignis. Aber gerade deshalb macht es das Prinzip besonders deutlich. Denn was ist konkret passiert? Erinnern Sie sich bitte an das zweite Kapitel.

Alles, was Sie in Ihrem Leben tun oder unterlassen, wird dadurch ausgelöst, daß Sie:

a.) angenehme Gefühle suchen
und
b.) unangenehmen Gefühlen aus dem Weg gehen wollen.

Und genau das gilt auch für Dr. Kirchberg. Nur daß sich seine Vorstellung, was angenehme Gefühle auslöst, vollkommen verändert hat. Bisher löste die Vorstellung von üppigen Mahlzeiten angenehme Gefühle aus. Aber das hat sich inzwischen radikal geändert. Die gleiche Mahlzeit läßt ihm seit seiner Krankheit eben nicht mehr das Wasser im Mund zusammenlaufen, sondern wird von ihm automatisch mit seiner Krankheit in Verbindung gebracht und führt zu einer totalen Veränderung seines Verhaltens.

Ereignisse, die eine solche Veränderung herbeizuführen, müssen allerdings nicht die Schwere oder die erkennbare Dramatik eines Herzinfarktes haben, um wirksam zu sein. Oft können schon kleine, unspektakuläre Geschehnisse eine solche Veränderung unseres internen Bewertungsgefüges bewirken. Eine winzige Bemerkung oder auch nur ein vorwurfsvoller Blick können unter Umständen ausreichen, um uns den Spaß an Dingen zu verderben, die wir bisher geschätzt haben – und so unser Verhalten nachhaltig verändern.

Laura, wie siehst du hübsch aus, und dein Kleid steht dir wirklich ausgezeichnet. Schön, daß es jetzt immer mehr Designerklamotten auch in Übergrößen gibt, Liebling.

Du Laura, du mußt unbedingt diese Sahnetorte probieren, wirklich deliziös. Was heißt, du hast keinen Hunger? Du warst doch immer ganz wild auf Sahnetorte. Komisch, das verstehe ich nicht.

Ich wette, Sie verstehen es. Aber ich will ganz sichergehen. Denn das Verstehen unseres eigenen Verhaltens ist zumeist die Grundlage dafür, Dinge in unserem Leben nachhaltig aus eigener Kraft verändern zu können. Also noch einmal:

Alles was Sie tun, tun Sie, um sich ein gutes Gefühl zu verschaffen oder um unangenehmen Gefühlen aus dem Weg zu gehen. Wenn sich Ihre Vorstellung davon ändert, was Ihnen ein an-

genehmes und was Ihnen ein unangenehmes Gefühl beschert, verändert sich sofort Ihr Verhalten.

Manche Sätze verdienen es einfach wiederholt zu werden. Dieser gehört dazu.

Damit sich in Ihrem Leben auf diesem Wege etwas ändert, müssen Sie dieses Buch nicht lesen. Sie müssen nur lange genug warten und alt genug werden, dann kann es passieren, daß irgendein Ereignis Ihre Wertvorstellungen unter Umständen so verändert, daß sich Ihr Leben positiver entwickelt.

Nur, mir sind in diesem Satz zu viele Unwägbarkeiten vorhanden. Ich vermute auch, daß Sie nicht solange warten wollen, bis Sie einen Herzinfarkt bekommen oder eine gute Freundin Sie so beleidigt, daß Sie Ihre Eßgewohnheiten *automatisch verändern*. Zumal diese Ereignisse auch überhaupt nicht zu einer Veränderung führen müssen. Es gibt Tausende von Menschen, die nach einem Herzinfarkt munter weiter alles in sich hineinstopfen, was sich nicht schnell genug bewegt. Oder die auf Bemerkungen bezüglich ihrer Figur gleichgültig reagieren. Auch spielt der Zeitpunkt und Ihre momentane Stimmung eine wesentliche Rolle. Eine Bemerkung, die Sie heute zum Weinen bringt, löst unter Umständen morgen nur ein mildes Lächeln aus. Zu viele Unwägbarkeiten also, wenn man passiv darauf wartet, daß irgend etwas passiert, das einem die Lust am Essen schon verleiden wird.

Sie müssen vielmehr selbst das Zepter in die Hand nehmen. Wenn es Ihnen gelingt, sich - auch unbewußt - vor Augen zu führen, daß Ihr momentanes Verhalten, nämlich zu viel zu essen, Ihnen in Wirklichkeit überhaupt kein positives Gefühl beschert, dann haben Sie den ersten Schritt gemacht.

Vielleicht denken Sie jetzt: „Nun, das ist mir doch längst klar. Ich leide doch sogar unter meinen Freßanfällen, und ich weiß längst, daß mir dieses Verhalten nichts einbringt."

In Ordnung, dann haben Sie den allerersten Schritt schon gemacht. Prima! Wenn nicht, ist das auch nicht schlimm, denn dann werden wir ihn noch gemeinsam machen. Allerdings bezweifle ich in den allermeisten Fällen, daß Sie sich - auch unbewußt, also nicht nur per logischem Verstand, sondern auch emotional - und das ist entscheidend - wirklich darüber klargeworden sind, daß Ihr Verhalten Ihnen kein gutes Gefühl einbringt.

Unabhängig davon, ob Sie schon eine solche Erkenntnis bewußt oder sogar unbewußt gewonnen haben: Leider reicht das ohnehin nicht automatisch aus. Denn es fehlt der notwendige zweite Schritt.

Sie müssen Ihr bisheriges Verhalten, und das auch wieder bewußt, aber auch unbewußt, mit gravierenden Nachteilen verknüpfen. Das ausschließlich per Verstand zu tun, reicht hierbei aber nicht, sonst gäbe es auf kurz oder lang keine Drogenabhängigen mehr, die ja auch die negativen Folgen ihrer Sucht durchaus kennen. Selbst Kettenraucher könnten jederzeit problemlos aufhören. Und Sie hätten dieses Buch nie gekauft.

Nein, es reicht nicht, die Nachteile zu kennen und zu wissen, daß Ihnen Ihr Verhalten Nachteile einbringt. Sie müssen diese Nachteile gravierend spüren. Die negativen Folgen müssen von Ihnen so stark gespürt werden, daß automatisch die zweite Antriebskraft zum Zuge kommt. Sie wissen doch noch? *Sie werden alles tun, um unangenehmen Gefühlen aus dem Weg zu gehen.*

Auf eine kurze Formel heißt also das Konzept bis hierher:

Sie müssen mit Ihrem ungeliebten bisherigen Verhalten massive Nachteile dauerhaft emotional verknüpfen.

Aber dies ist nur der erste Schritt. Lassen Sie uns auch kurz den zweiten Schritt betrachten.

Bisher haben wir ja ausschließlich über den Einsatz von negativen Gefühlen gesprochen. Da diese besonders stark sind und eine Flucht vor denselben eine besonders mächtige Motivation erzeugt, ist das auch sicherlich in Ordnung. Aber ... wir werden auch positive Gefühle einsetzen. Dafür sollten Sie sich klar darüber werden, welchen Vorteil und welche angenehmen Gefühle Sie haben werden, wenn Sie erst einmal Ihr Verhalten verändert haben.

Wie werden Sie sich fühlen, wenn Sie nicht mehr bei jedem Problem zum Kuchenstück greifen müssen? Wenn Sie zwar gerne essen, aber nicht vom Essen abhängig sind? Wenn Sie die Figur haben, die Sie sich wünschen?
Allerdings gilt auch hier: Es reicht nicht, diese Vorstellungen rein per Verstand, also intellektuell, zu erfassen. Sie müssen sie fühlen, damit Sie eine Veränderung herbeiführen können.

Der zweite Schritt des Konzeptes heißt also:

Sie müssen mit dem neuen Verhalten, das Sie künftig anwenden wollen, massive Vorteile dauerhaft emotional verknüpfen.

Erscheint Ihnen das alles ein wenig kompliziert und zu theoretisch? Das macht nichts, denn zunächst geht es ja auch um den theoretischen Ansatz. Ich lege großen Wert darauf, daß Sie verstehen, warum ich in den nächsten Kapiteln genau jene Übungen ausgewählt habe, die Sie dort finden werden. Und bitte bedenken Sie auch, daß ich schließlich in den von mir angebotenen Seminaren einen ganzen Tag benötige, um den Teilnehmern dabei zu helfen, ihr Eßverhalten oder andere ungewollte Verhaltensmuster wirklich dauerhaft zu verändern. Von daher ist es auch schwierig, auf wenigen Seiten sowohl den theoretischen Hintergrund als auch praktischen Anleitungen für eine professionelle Anwendung leicht lesbar zu vermitteln. Wenn Sie also im Moment noch nicht wissen, wie Sie das Gelesene praktisch umsetzen sollen, dann entspannen

Sie sich, und freuen Sie sich darüber, daß Sie es schon bald wissen werden. Denn dafür haben Sie ja schließlich noch ein paar Kapitel vor sich.

Kapitel 5

Hans, der Kettenraucher

„Hans, du könntest gar nicht mit dem Rauchen aufhören, glaub mir das.“ Winfried von Uhlenstein beugte sich provozierend zu seinem Gast vor.

Hans-Günther Baumann war es anzusehen, daß es ihn ärgerte, daß ihm sein Freund so wenig Willensstärke zuzutrauen schien. Aber ganz unrecht hatte er freilich nicht. Hatte er doch schon vier Mal versucht, sich die Qualmerei abzugewöhnen. Zuletzt bei seinem sechsmonatigen Aufenthalt in New York.

Raucher gelten in den USA als willensschwach, hatten ihm seine Geschäftspartner schon vor der langen Geschäftsreise gesagt. Das wußte er selber. Nun gut, war er eben willensschwach, schließlich fühlte er sich wohl, und Beschwerden hatte er auch keine.

„Hans“, riß Winfried ihn abermals aus seinen Gedanken, „wieviele Zigaretten rauchst du eigentlich so am Tag?“

Verdammt noch mal, warum konnte Winfried ihn nicht in Ruhe lassen. Seit er nicht mehr rauchte, war er zu einem regelrechten Antirauchermissionar geworden.

„Also, wieviel Päckchen sind's?“ Herr von Uhlenstein ließ nicht locker.

„Ungefähr vier“, rief Hans-Günther eine Spur zu aggressiv.

„Oho!“ ließ der Geschäftspartner von Winfried vernehmen, der direkt neben ihm stand. „Da ist es auch fast unmöglich, wirklich aufzuhören.“ Er nickte Hans aufmunternd zu. „Man kann zwar für eine Weile aufhören, aber vollkommen – fast unmöglich“, wiederholte er.

Hans-Günther hatte genug. „Wenn ich wollte, könnte ich aufhören, aber ich will ganz einfach nicht", sagte er.

Birgit war längst eingeschlafen, als Hans-Günther auf die Autobahn wieder in Richtung Hamburg auffuhr. Er hatte die letzten Kilometer der Fahrt genutzt, um ein wenig nachzudenken. Er versuchte sich in Gedanken mit dem neuen Projekt in Ohio zu beschäftigen. Aber immer wieder mußte er an Winfrieds Bemerkung denken. „Hans, du könntest gar nicht mit dem Rauchen aufhören, glaub mir das", hatte er gesagt. Ob er damit recht hatte? Wie viele seiner guten Freunde hatten ihm auch damals nicht zugetraut, die Sache mit seinem ersten Projekt in den USA hinzubekommen. „Ganz unmöglich", hatten sie gesagt, aber er hatte es geschafft. Er griff nach der Schachtel Zigaretten neben sich. Einen Moment lang betrachtete er die Schachtel. Natürlich könnte er aufhören, wenn er nur wollte. Aber wollte er es wirklich? Er riß die Schachtel auf. Er nahm eine Zigarette aus der Schachtel und betrachtete sie. Eines war jedenfalls klar, es paßte nicht zu ihm, daß er rauchte.

Ja, er wollte aufhören, das wurde ihm schlagartig klar. Und diesmal wußte er auch, daß er nicht wieder anfangen würde. Das Thema war erledigt, genauso wie damals, als er den Vertrag für sein erstes USA-Projekt unterschrieben hatte. Birgit wachte auf, als Hans das Fenster seines Wagens öffnete, um die Zigarettenschachtel hinauszuwerfen.

„Was ist los?" fragte sie schlaftrunken.

„Nichts", sagte Hans und strich ihr sanft durchs Haar, „schlaf ruhig weiter."

Kapitel 6

Das A. O. S. P. -System

Sie haben sich entschlossen, Änderungen herbeizuführen? Prima! Eine Möglichkeit, wie Veränderungen ausgelöst werden können, haben Sie ja schon kennengelernt. Es passiert irgend etwas - zumeist Dramatisches - in Ihrem Leben und rumms - Ihr Wertesystem kommt durcheinander.

Plötzlich bedeutet die Sachertorte eben nicht mehr Vergnügen, sondern läßt bei Ihnen das Gefühl von Übelkeit entstehen. Ich vermute, daß Sie mir recht geben, daß es wohl kaum sinnvoll wäre, auf ein solches Erlebnis einfach passiv zu warten.

„Würde bitte einmal jemand kommen und mir die Lust auf Schokoladeneis verderben."

Nein, so funktioniert das nicht. Sie müssen vielmehr selber aktiv werden. Denn eines sollten Sie sich klarmachen: All Ihre Empfindungen, Verhaltensweisen und Reaktionen auf bestimme Situationen sind irgendwann einmal von Ihnen genau so festgelegt worden, wie sie heute sind. Das heißt, Sie selber haben irgendwann einmal festgelegt, daß Ihnen Sport eben keinen Spaß macht. Und Sie haben auch irgendwann einmal entschieden, daß Autofahren bei Ihnen Streß verursacht. Und Sie haben irgendwann einmal entschieden, daß Rauchen Sie entspannt. Andere Menschen haben zu diesen Bereichen unter Umständen ganz andere Entscheidungen getroffen.

Es gibt Menschen, die das nicht glauben wollen.

„Nein, ich habe die Sache mit dem Rauchen nicht wirklich selber entschieden. Die Zigarettenindustrie hat mich vielmehr mit ihren gutgemachten Werbekampagnen verführt.“

„Beim Autofahren war es meine Mutter, die mich anfänglich immer nervös gemacht hat.“

„Beim Sport waren es der unsympathische Sportlehrer und die gemeinen Mitschüler, die mir den Spaß verdorben haben.“

Mag sein. Natürlich gibt es immer Auslöser für Ihre Reaktionen. Aber reagiert hat nur einer, und das sind Sie!

Warum gibt es trotz gut gemachter Werbespots immer noch Millionen von Nichtrauchern? Warum gibt es trotz nervöser Fahrlehrer und hysterischer Beifahrer dennoch Menschen, die sich beim Autofahren geradezu entspannen? Und warum gab es Schüler in derselben Klasse, die beim gleichen Lehrer den Sportunterricht gar nicht erwarten konnten? Weil es immer mehrere Reaktionsmöglichkeiten gibt. Sie können so oder so reagieren.

Wesentlich ist aber, daß Sie den Auslöser längst vergessen haben. Der Sportlehrer ist längst pensioniert, die Mutter fährt längst kein Auto mehr, und die Zigarettenindustrie zeigt inzwischen völlig andere Webespots. Sie aber handeln nach wie vor gemäß Ihrer damaligen Reaktion. Sie machen immer noch keinen Sport. Sie fahren immer noch ungern Auto. Und Sie rauchen immer noch.

Sie lassen sich also heute noch zu wesentlichen Teilen von Reaktionen leiten, die völlig überholt sind. Und spätestens jetzt sollten Sie für sich erkennen, daß Sie dafür sehr wohl verantwortlich sind. Sie müssen selber entscheiden, ob Sie eine Verhaltensweise oder ein Gefühl noch weiterbringt oder einschränkt.

Gut, gestern mochten Sie keinen Sport. *Vergessen* Sie es, denn Sie können sich täglich neu entscheiden.

Wenn Sie es wollen - und Sie die richtige Technik kennen -, dann können Sie erreichen, daß Ihnen ab morgen Sport Spaß bringt. Ich sagte Spaß bringt, und nicht, daß Sie sich zu sportlichen Aktivitäten zwingen werden.

Wenn Sie es wollen, können Sie in kürzester Zeit erreichen, daß Sie sich beim Autofahren entspannen und Ihnen das Rauchen überhaupt keinen Spaß mehr macht. Und natürlich können Sie auch entscheiden, daß es Ihnen Spaß macht, abzunehmen.

Sie können das. Niemand sonst. Allerdings hat die Sache einen winzigen, aber entscheidenden Haken: Diese so wichtigen und dramatischen Entscheidungen, die Ihr ganzes Leben beeinflussen, werden nicht per Verstand getroffen. Sie treffen Sie gefühlsmäßig. Und zwar in Bruchteilen von Sekunden.

- Sie werden wohl kaum beim Sportunterricht gedacht haben: „Dieser Sportlehrer ist ein Brechmittel, und diese fünf Mitschüler sind mir auch unsympathisch, also beschließe ich jetzt feierlich: Ich werde Sport immer hassen.“
- Oder haben Sie vielleicht beim hysterischen Anfall Ihrer Mutter bei der gemeinsamen Autofahrt gedacht: „Nun, wenn sie sich so aufregt, dann ist das bestimmt der richtige Weg, Auto zu fahren. Hysterisch zu sein, scheint ein gutes Prinzip zu sein, sicher zu fahren. Das werde ich übernehmen.“?
- Oder vielleicht dachten Sie sogar: „Oh, dieser einsame Cowboy, er scheint seine Lässigkeit direkt aus dem Filter seiner Zigarette zu saugen. Es scheint eine gute Idee zu sein, mit dem Rauchen zu beginnen.“?

Nein, nein nein! So werden Sie es wohl kaum gemacht haben. Solche Entscheidungen oder besser Reaktionen werden emotional, also per Gefühl getroffen. Und wissen Sie, was das verrückteste ist? Meistens wissen Sie nicht einmal, daß Sie diese Entscheidungen getroffen haben. Sie kennen den Auslöser für viele Ihrer Reaktionen gar nicht, sondern sind vielmehr davon überzeugt, daß Ihnen Sport eben nicht liegt, Autofahren Sie nervös macht beziehungsweise Rauchen Ihnen Entspannung verschafft.

Glauben Sie mir. Nichts, was Sie tun, ist eben einfach so. Sie können jeden Tag neu entscheiden. Gefallen Ihnen Ihre Verhaltensweisen, und fühlen Sie sich damit uneingeschränkt wohl? Prima, dann lassen Sie sie so, wie sie sind. Solange Sie Verhaltensweisen entwickelt haben, die Sie weiterbringen, Ihnen Energie verleihen und Ihr Leben lebenswert machen, gibt es keinen Grund, sie zu ändern.

Wenn Sie aber Verhaltensweisen und Gefühle bei sich entdecken, die Sie behindern, Ihr Leben einschränken und Sie belasten, dann sollten Sie diese Gefühle oder Verhaltensweisen ändern. Womit wir wieder beim Ausgangspunkt unserer Überlegungen angekommen sind. Sie sollten diese Verhaltensweisen ändern. Sind Sie dazu bereit? Hervorragend.

Es gibt inzwischen mehrere gute und weniger geeignete Methoden, nachhaltige Veränderungen auszulösen. Eine Technik hierzu werde ich Ihnen auf den nächsten Seiten vorstellen. Das nachfolgende System wurde von mir vor einigen Jahren entwickelt und trägt die Bezeichnung A. O. S. P.

A. O. S. P. ist eine Abkürzung und steht für Apperzipieren und optimieren syngenetischer Programme.

Ups – habe ich Sie erschreckt? Ich gebe zu, daß diese Bezeichnung reichlich kompliziert klingt, deshalb reiche ich auch sofort eine umgangssprachliche Version nach.

Apperzipieren heißt soviel wie erkennen. *Optimieren* läßt sich mit verbessern beschreiben. Und *syngenetische Programme* schließlich sind Verhaltensmuster, die eben nicht vererbt (also ihren Ursprung nicht in den Genen haben), sondern angenommen wurden. Zusammengefaßt heißt A. O. S. P. also soviel wie:

Das Erkennen und (gegebenenfalls) Verbessern angenommener Verhaltensmuster. Und genau das gilt es zu tun. Nämlich:

1. *Das eigene Verhalten zu beobachten.*

2. *Zu entscheiden, ob das Verhalten verbessert werden kann.*

3. *Wenn eine Verbesserung denkbar ist, diese auch auszulösen.*

Und genau das können Sie tun. Sie werden nicht mehr auf Umstände reagieren, sondern bewußt agieren. Ihre Reaktionen werden nicht mehr durch einengende Muster vorbestimmt, sondern Sie bestimmen täglich neu, wie Ihre Reaktionen und Ihr Verhalten aussehen. Und Sie entscheiden selbst, welche Situationen welche Gefühle bei Ihnen auslösen.

Beate: *Als ich den Fallschirmlehrgang bei unserem Firmenjubiläum gewonnen hatte, war ich so begeistert, daß ich voller Erwartung die Tage bis zum Kursbeginn zählte. Es waren 23.*

Klaus: *Als ich den Fallschirmlehrgang bei unserem Firmenjubiläum gewonnen hatte, konnte ich vor Angst keinen Satz sagen. Ich bin dann eine Woche vor dem Termin zu unserem Betriebsarzt gegangen und habe mich krankschreiben lassen.*

Warum reagierten Beate so und Klaus so. Und welche der beiden Gefühle vermittelt wohl mehr Energie, mehr Spaß, mehr Lebensfreude?

WICHTIG: Ich sage nicht, Klaus soll sich eben mehr zusammenreißen. Oder er soll seine Angst einfach überwinden. Ich empfehle ihm: Beobachte deine Reaktion, und entscheide, ob dir deine Reaktion gefällt. Frage dich dazu: Bringt sie mich weiter? Gibt Sie mir Energie? Bringt sie mir Lebensfreude?

Wenn Klaus dann der Auffassung ist: Ja, meine Reaktion ist die optimal mögliche, dann sollte er sie akzeptieren, und die Sache ist erledigt. Wenn Klaus allerdings feststellt: „Natürlich wäre ich lieber mutig, natürlich würde ich gerne mal eine ganz neue Erfahrung machen - ABER: ich traue mich halt nicht", dann ist der richtige Moment für Klaus gekommen, seine Gefühle und Emotionen *anzupassen*. Denn sie passen nicht mehr zu ihm. Er ist nicht mehr damit zufrieden, der ängstliche Klaus zu sein. Er sollte neue positive Gefühle mit dem Fallschirmspringen verknüpfen.

Aber genug der Theorie, schließlich wollen Sie ja vermutlich endlich selbst positive Gefühle mit dem Schlanksein und negative mit unkontrollierten Freßorgien verknüpfen.

ZUSAMMENFASSUNG

- ☞ *All Ihre Empfindungen, Verhaltensweisen und Reaktionen auf bestimme Situationen sind irgendwann einmal von Ihnen so festgelegt worden, wie sie heute sind.*

- ☞ *Wir lassen uns auch heute noch zu wesentlichen Teilen von Reaktionen leiten, die völlig überholt sind.*

- ☞ *Diese so wichtigen und dramatischen Entscheidungen, die Ihr ganzes Leben beeinflussen, werden nicht per Verstand getroffen. Sie treffen Sie gefühlsmäßig in einem winzigen Augenblick.*

- ☞ *Wenn Sie Verhaltensweisen und Gefühle bei sich entdecken, die Sie behindern, Ihr Leben einschränken und Sie belasten, dann sollten Sie diese Gefühle beziehungsweise Verhaltensweisen ändern.*

Zunächst gilt es dazu:

☞ *Das eigene Verhalten zu beobachten.*

☞ *Zu entscheiden, ob das Verhalten verbessert werden kann.*

☞ *Wenn eine Verbesserung denkbar ist, diese auch auszulösen.*

Kapitel 7

Der erste Schritt: Das Ziel kennen

Nein, diesmal gibt es kein Kapitel mit einer Geschichte, denn Sie werden nunmehr Ihre eigene Geschichte erleben.

Denn jetzt ist es endlich soweit! Ich möchte Ihnen ein Modell vorstellen, das Ihnen helfen wird, ganz erstaunliche Veränderungen in Ihrem Leben zu bewirken.

Das A. O. S. P. -System, um das es hier geht, ist deshalb auch wesentlicher Bestandteil der von uns angebotenen Seminare. Zusammen mit einigen anderen Schwerpunkten bildet es die Grundlage unseres Systems. So wird innerhalb des Seminars auch die nachfolgende Technik auf unterschiedliche Weise erklärt und angewandt.

Der Seminarteilnehmer erfährt hierbei Schritt für Schritt, sowohl theoretisch als auch praktisch, wie er das System auf die verschiedensten Bereiche seines Lebens anwenden kann. Ist das Prinzip erst einmal wirklich verstanden worden, bietet es den Vorteil, daß es in kurzer Zeit massive Veränderungen bewirken hilft.

Voraussetzung für das Gelingen der Technik ist allerdings, daß alle Übungen nicht nur intellektuell verstanden worden sind, sondern auch aktiv und gefühlsmäßig nachvollzogen wurden.

Im Seminar läßt sich das anhand der vorhandenen Möglichkeiten und Erfahrungen mit dem System sicherstellen.

Nun sind Sie aber nicht auf einem unserer Seminare, sondern zunächst auf sich selbst angewiesen. Das muß kein Nachteil sein, denn es ist durchaus möglich, mit etwas Übung das System auch alleine nachzuvollziehen. Bitte achten Sie aber besonders darauf, alle nachfolgenden Übungen auch wirklich mitzumachen. Sie nur zu lesen, um anschließend mit dem Kopf zu nicken und zu murmeln: „Ja ja, das hört sich ganz gut an, das sollte ich wohl mal ausprobieren", ist zu wenig.

Wenn Sie nämlich so an die Sache herangehen, dann wird sich garantiert nichts ändern! Übrigens verhalten sich rund 95 Prozent aller Menschen so. Es ist eben einfacher, alles so zu lassen, wie es ist, oder wie es sich auch ohne unser Zutun entwickelt. Machen Sie es anders. Denken Sie daran: Sie wollen etwas ändern, und der einzige, der Sie daran hindern kann, sind Sie selbst.

Das A. O. S. P. -System unterteilt sich in sieben Schritte, die es zu durchlaufen gilt. Jeder vollzogene Schritt schafft dabei die Basis für den folgenden. Bitte nehmen Sie also jeden einzelnen Punkt sehr ernst, und gehen Sie erst zum nächsten Schritt weiter, wenn Sie den vorangegangenen wirklich abgeschlossen haben.

Schritt 1

Werden Sie sich über Ihre Ziele vollkommen klar, und fragen Sie sich, was Sie bisher davon abgehalten hat, diese zu erreichen.

„Nun, ich möchte nicht mehr dick sein."

Hmm, da muß ich Sie enttäuschen. Das ist kein Ziel. Sie müssen schon genau wissen, was Sie wollen. Das ist unglaublich wichtig. So wichtig, daß ich Sie auch in Teil 2 des Buches noch einmal darauf hinweisen werde. Es reicht nicht aus, zu wissen, was man nicht möchte. Gehen Sie doch einmal zum Ticketschalter eines Flughafens, und sagen Sie: „Ich hätte gerne ein Ticket." Auf die Frage, wohin Sie fliegen wollen, antworten Sie dann: „Ich möchte nicht nach Indien." Vielleicht bekommen Sie sogar ein Ticket, aber ich bezweifle, daß Sie dort ankommen, wo Sie wirklich hinmöchten.

„Nun gut, dann will ich eben schlank sein."

Das ist zwar besser, aber es reicht nicht. Denn „schlank zu sein" ist viel zu allgemein. Werden Sie konkret, und werden Sie sich darüber klar, wie Ihr Ziel genau aussieht. Es geht nicht um Ziele anderer Menschen oder wie sich Ihre Ziele für andere anhören. Es geht ausschließlich um Sie und um Ihre ganz persönlichen Ziele.

Wenn Sie nunmehr feststellen, daß Sie selbst nicht genau wissen, was Sie wirklich wollen, dann sollten Sie sich auch nicht darüber beschweren, daß Sie mit dem einen oder anderen Bereich Ihres Lebens nicht zufrieden sind. Sie werden Ihre Ziele nur erreichen, wenn Sie sie auch kennen. Außerdem merken Sie nur dann, wenn Sie Ihr Ziel genau kennen, ob Sie sich in Richtung Ihres Zieles oder gerade davon weg bewegen. Wenn Sie mit dem Wagen in den Urlaub fahren, ohne zu wissen, wohin Sie wollen, führt jede Straße dahin. Wenn Sie aber genau wissen, wohin Sie möchten, dann gibt es nur noch wenige direkte Wege.

Beginnen Sie also mit der ersten Übung:

Sorgen Sie dafür, daß Sie in den nächsten Minuten nicht gestört werden, und bereiten Sie sich auf die erste Übung vor. Dazu sollten Sie gegebenenfalls den Telefonhörer zur Seite legen, die Haustürklingel abschalten und den anderen Personen im Haushalt sagen, daß Sie in den nächsten 30 Minuten nicht gestört werden wollen. Suchen Sie sich dann einen Sessel oder eine Couch aus, auf dem/der Sie es sich richtig bequem machen können. Sich aufs Bett zu legen geht auch, aber es besteht die Gefahr, daß Sie einschlafen. Haben Sie alles vorbereitet? Setzen Sie sich also in aller Ruhe hin, schließen Sie die Augen, und denken Sie darüber nach, welches Ihre konkreten Ziele in Sachen Schlankheit sind.

Aber tun Sie es wirklich. Und denken Sie daran, Sie machen diese Übung für sich. Nicht für mich. Sie haben das Buch gekauft und hoffentlich auch bezahlt. Ich könnte damit vielleicht schon zufrieden sein. Aber Sie doch nicht. Damit sich Ihre Investition in dieses Buch gelohnt hat, müssen Ergebnisse erzielt werden. Es reicht nicht, nur zu lesen. Wenn Sie Ergebnisse erzielen wollen, dann müssen Sie aktiv werden.

Warum, glauben Sie, erzielen wir geradezu unglaubliche Ergebnisse durch unser Seminarsystem? Weil wir darauf achten, daß die Ideen und Modelle auch angewandt und umgesetzt werden. Werden Sie also aktiv, und beginnen Sie jetzt mit Ihrer ersten Übung.

Bereiten Sie sich wie beschrieben vor. Setzen Sie sich bequem hin, schließen Sie die Augen, und denken Sie intensiv darüber nach, wie Ihr erstes Ziel konkret aussieht. Aber achten Sie darauf, daß Sie sich nicht nur in angenehme Phantasien flüchten, in denen Sie mit Waschbrettbauch und Wespentaille am Strand liegen, sondern stellen Sie sich Fragen, die Ihnen helfen, herauszufinden, was Ihre Ziele sind. Wie wollen Sie aussehen? Wie wollen Sie sich fühlen? Je genauer Sie in der Lage sind, Ihr Ziel zu definieren, desto besser ist es.

Sie sollten erst weiterlesen, wenn Sie diese Übung gemacht haben.

Sie kennen Ihr Ziel? Sehr gut. Aber ich bin noch nicht ganz überzeugt. Wenn Sie ein wirkliches Ziel gefunden haben, dann muß Sie Ihr Ziel motivieren. Es muß Sie mit Verlangen erfüllen. Sie müssen es wirklich wollen.

„Ich hätte gerne eine tolle Figur. Und das fände ich super“ ist jedoch nicht die Art von Verlangen, die ich mir vorstelle. Ich hoffe, daß ich Ihnen dies richtig deutlich machen kann. Sie müssen sich die Erfüllung Ihres Zieles wirklich von ganzem Herzen wünschen.

Das ist bei Ihrem Ziel der Fall? Bravo! Dann haben Sie gute Chancen, es auch zu erreichen.

Sie sind sich da nicht ganz so sicher? Dann machen Sie die Übung gleich noch einmal.

Arbeiten Sie daran, Ihr Ziel genau zu erkennen, bis Sie sich sicher sind, es gefunden zu haben.

Kommen wir nun zum zweiten Teil des ersten Schrittes: Fragen Sie sich, was Sie bisher davon abgehalten hat, Ihr Ziel zu erreichen.

Auch hier gilt wieder: Die Qualität Ihrer Antworten, die Sie erhalten, ist von entscheidender Bedeutung. Verfahren Sie also wie bei der ersten Übung.

Bereiten Sie sich entsprechend vor. Setzen Sie sich bequem hin, schließen Sie die Augen, und denken Sie intensiv darüber nach, was Sie bisher davon abgehalten hat, Ihr Ziel zu erreichen. Warum haben Sie es bisher noch nicht erreicht? Verfallen Sie jedoch nicht in Selbstvorwürfe. Die Dinge zu ändern, steht erst später auf dem Programm. Aber versuchen Sie ruhig, auch emotional zu ergründen, was es war, das Sie bisher an der Erfüllung Ihres Zieles gehindert hat. Je konkreter Sie sind, desto besser ist es auch hier wieder.

Haben Sie beide Übungen gemacht? Bravo!

Dann gehören Sie zu der kleinen Gruppe von Menschen, die nicht nur davon sprechen, was Sie alles tun möchten, nicht nur theoretisieren und schlaue Bücher lesen, sondern Sie tun auch etwas. Mein Respekt ist Ihnen sicher.

Sie haben die Übungen zwar gemacht, sind jedoch zu keinen wirklichen Ergebnissen gekommen?

Nun, das macht zunächst einmal nichts. Es durchaus normal, daß es einem am Anfang schwerfällt, sofort zu konkreten Ergebnissen zu kommen, wenn man mit solchen Überlegungen und Übungen nicht vertraut ist. Gerade die Frage, was Sie zur Zeit davon abhält, Ihr Ziel zu erreichen, läßt sich nämlich alleine per Verstand kaum beantworten. Vielmehr sind ja eben jene Verhaltensweisen, die Sie von der Erreichung Ihres Zieles abhalten, eben auch nicht logisch, sondern gefühlsmäßig bedingt.

Um dennoch zu einer Lösung zu kommen, gibt es mehrere Ansätze. Im Rahmen unseres Seminars führen wir diese und einige andere Übungen beispielsweise im sogenannten Alphazustand - das ist ein mittlerer Entspannungszustand - durch.

Obwohl der Teilnehmer dabei alles mitbekommt, was um ihn herum geschieht, er also „voll da" ist, bekommt er doch gleichzeitig einen tieferen und besseren Zugang zu seinen Gefühlen und findet verborgene Antworten deutlich schneller.

Eine andere Methode besteht ganz einfach darin, die Übung solange regelmäßig zu wiederholen, bis Sie die gesuchte Antwort gefunden haben. Hierbei ist natürlich eine gewisse Konsequenz gefordert.

Etwas sollten Sie allerdings unbedingt beherzigen, und das gilt nicht nur für diese Übung, sondern für alles, was Sie in diesem Buch schon gelesen haben und noch lesen werden. Führen Sie alle Übungen und alle Änderungen mit einer gehörigen Portion Spaß durch.

Die erste Übung hat Ihnen zumindest ein wenig Spaß gemacht? Sehr gut. Weiter so!

ZUSAMMENFASSUNG

☞ *Das A. O. S. P.-System unterteilt sich in sieben Schritte, die es zu durchlaufen gilt. Jeder absolvierte Schritt schafft dabei die Basis für den folgenden. Nehmen Sie also jeden Punkt sehr ernst, und gehen Sie erst zum nächsten Schritt, wenn Sie den vorangegangenen wirklich abgeschlossen haben.*

- ☞ *Schritt 1:*
  Werden Sie sich über Ihre Ziele vollkommen klar, und fragen Sie sich, was Sie bisher davon abgehalten hat, diese zu erreichen.

- ☞ *Dabei müssen Sie genau wissen, was Sie wollen. Es reicht auch nicht aus, nur zu wissen, was man nicht möchte. Ihr Ziel muß Sie motivieren. Es muß Sie mit Verlangen erfüllen. Sie müssen es wirklich unbedingt erreichen wollen. Sie müssen es sich von ganzem Herzen wünschen.*

- ☞ *Finden Sie auch emotional heraus, was es war, das Sie bisher an der Erfüllung Ihres Zieles gehindert hat. Je konkreter sie das tun, desto besser ist es.*

- ☞ *Machen Sie erst weiter, wenn Sie die erste Aufgabe erledigt haben.*

Kapitel 8

Der zweite Schritt: Druck aufbauen

Sie haben Schritt 1 erledigt? Dann kennen Sie nun Ihr Ziel und wissen und spüren, was Sie bisher davon abgehalten hat, es zu erreichen. Das ist ganz hervorragend. Sie sind jetzt bereit für den zweiten Schritt:

Schritt 2

Bauen Sie selber Druck auf. Fragen Sie sich dazu, warum Sie Ihr Ziel unbedingt erreichen wollen.

„Druck aufbauen“ - klingt das unangenehm für Sie? Die meisten Menschen finden es unangenehm, wenn man unter Zwang oder Druck steht. Aber fragen Sie sich einmal, warum das so ist.

Weil Druck Veränderungen erzeugt.

Denken Sie darüber nach. Druck erzeugt Veränderungen. Das gilt für physikalischen Druck - wie beispielsweise für den unglaublichen Druck, der einen Diamanten aus einem Stück Kohle entstehen läßt -, aber auch für psychische Veränderungen. Denn auch die meisten Veränderungen finden durch Druck und Zwang statt.

• Erst wenn der Druck so stark geworden ist, daß man die Verhältnisse nicht mehr erträgt, beginnen die meisten Menschen ihr Leben zu verändern.

• Erst wenn das Verhältnis mit dem Partner so unerträglich geworden ist, daß man den Druck nicht mehr aushält, ziehen die meisten Menschen die Konsequenzen.

• Erst wenn der Arzt wirklich massiv auf die Folgen des Rauchens hinweist und man sich täglich schlechter fühlt, beschließen die meisten, mit dem Rauchen aufzuhören.

Druck erzeugt Veränderungen. Genau deshalb wollen und mögen wir nicht unter Druck geraten, denn die meisten Menschen wollen nichts verändern. Sie lieben die Sicherheit oder das, was sie für Sicherheit halten - die Gewohnheit.

Ist Ihnen klar, warum es inzwischen Dutzende von Familienserien mit bis zu Hunderten von Folgen gibt? Weil die meisten Zuschauer es mögen, sich an bestimmte Abläufe zu gewöhnen. Man kennt die Schauspieler, man weiß um deren Charaktereigenschaften, und Überraschungen halten sich in Grenzen.

Genau aus dem gleichen Grund gehen die meisten auch immer in das gleiche Restaurant, um wieder jene Gerichte zu bestellen, die sie schon kennen.

Es ist der gleiche Grund, der Hunderttausende dazu bringt, für einen Arbeitsplatz zu protestieren, den sie eigentlich schon immer gehaßt haben - aber -, der ihnen jedoch eines gegeben hat: Sicherheit. Oder vielmehr das, was man dafür hielt - denn in Wirklichkeit ist es auch hier die Gewohnheit, die man aufzugeben nicht so leicht bereit ist.

Der Nachteil, der sich aus diesem Wusch nach Gewohnheit ergibt, ist allerdings ganz gewaltig. Man entwickelt sich kaum weiter. Man tut immer nur das, was man schon kann, und bleibt zeit seines Lebens immer der gleiche, der man schon ist.

Es liegt in der menschlichen Natur, am liebsten nichts Neues auszuprobieren. Sie kennen sicher das Sprichwort: „Schuster, bleib bei deinem Leisten." Wenn Sie sich jedoch daran gehalten hätten, würden Sie dieses Buch nicht lesen. Wenn man alles so gelassen hätte, wie es einmal gewesen war, würden wir noch heute in irgendwelchen Höhlen sitzen und uns auf hohlen Tierknochen trübsinnige Melodien vorspielen. Dennoch – Veränderungen machen den meisten Menschen Angst.

- *Was wird sein, wenn mir das andere Gericht nicht schmeckt?*
- *Was, wenn es mir in Amerika nicht gefällt?*
- *Was, wenn ich keinen neuen Job mehr bekomme?*
- *Was wird passieren, wenn ich keinen neuen Partner finde?*

Aus Angst vor Veränderungen lassen die meisten Menschen lieber alles so, wie es ist. Denn es könnte ja noch schlimmer kommen. Aber genau deshalb kommt es auch nie besser.

Ich bin davon überzeugt, daß die meisten Menschen fast überhaupt nichts in ihrem Leben freiwillig ändern würden. Und daß selbst viele sehr erfolgreiche Persönlichkeiten noch heute einem durchschnittlichen Job bei durchschnittlichem Gehalt nachgingen, wenn ... ja, wenn da nicht ab und zu dieser Druck wäre.

- Der Druck, der einen gerade arbeitslos gewordenen 55jährigen dazu bringt, sich doch noch selbständig zu machen.

- Der Druck, der den Angestellten bei einem Betriebsfest dazu zwingt, seine Redeängste zu überwinden und einen Vortrag zu halten.

- Und der Druck, der Dr. Kirchberg dazu brachte, sein Leben zu verändern.

Aber es besteht ein gewaltiger Unterschied zwischen Ihnen und diesen Menschen. Denn Sie werden Ihren Druck selbst bewußt erzeugen, weil Sie etwas verändern wollen. Deshalb haben Sie sich ja dieses Buch gekauft. Sie möchten ja die Dinge nicht mehr so lassen, wie sie sind. Sie haben schon zu lange mit einer Figur gelebt, die nicht mehr zu Ihnen paßt.

Setzen Sie sich also selbst unter Druck, und verstehen Sie ihn als etwas sehr Positives, da er Ihnen dabei helfen wird, Ihr Verhalten dauerhaft zu verändern.

Schritt 2

Fragen Sie sich, warum Sie Ihr Ziel unbedingt erreichen wollen.

Bereiten Sie sich bitte für eine neue Übung vor. Setzen Sie sich bequem hin, schließen Sie die Augen, und denken Sie intensiv darüber nach, warum Sie Ihr Ziel unbedingt erreichen wollen. Aber tun Sie das nicht rein logisch und mit Distanz. Ich möchte Sie vielmehr auffordern, zu spüren, was Sie davon haben, wenn Sie Ihr Ziel erreicht haben. Wie werden Sie sich dann fühlen? Wie werden Sie aussehen? Wir werden Sie Ihre Beziehungen gestalten? Wie wird sich Ihr Leben ändern? Sie müssen es richtig spüren. Stellen Sie es sich also ganz genau vor, als ob Sie es schon erleben würden. Es gibt keine Limitierungen. Je stärker das Gefühl ist, das Sie hierbei erzeugen, desto leichter wird es Ihnen fallen, Ihr Ziel zu erreichen.

Lassen Sie sich ausreichend Zeit, und versuchen Sie ein wirklich starkes Verlangen zu erzeugen.

Sie haben es geschafft? Sehr gut. Kommen wir zum zweiten Teil des zweiten Schritts. Ja, auch hier gibt es einen zweiten Teil. Sie werden sich bestimmt noch daran erinnern: Es gibt zwei Antriebskräfte, die Ihr Leben bestimmen.

Angenehme Gefühle suchen (Damit haben wir uns eben beschäftigt.)
und
unangenehmen Gefühlen entfliehen. (Darum geht es jetzt.)

Machen Sie sich also bereit für Teil 2 des zweiten Schrittes, und fragen Sie sich: *Was passiert, wenn Sie Ihr Ziel nicht erreichen werden.*

Das Prozedere bei dieser Übung ist zunächst das gleiche: Bereiten Sie sich wie gehabt vor. Machen Sie es sich bequem, schließen Sie die Augen, und denken Sie intensiv darüber nach, was passiert, wenn Sie Ihr Ziel nicht erreichen. Aber tun Sie auch das nicht rein logisch und mit Distanz. Sondern versuchen Sie zu spüren, wie es sich auswirken würde, wenn Sie Ihr Ziel nicht erreichen. Wie würden Sie sich dann fühlen? Wie würden Sie aussehen? Wir würden Sie Ihre Beziehungen gestalten? Wie würde Ihr Leben aussehen? Sie müssen es richtig spüren. Es muß Sie emotional stark berühren. Stellen Sie es sich also auch ganz genau vor, als ob Sie es tatsächlich erleben würden. Spüren Sie das unangenehme Gefühl, das entstehen wird, wenn Sie alles so lassen, wie es ist. Je stärker das Gefühl ist, das Sie hierbei erzeugen, desto stärker wird Ihr Unterbewußtsein Ihnen dabei helfen, daß das nicht passiert.

War Ihnen diese Übung unangenehm? Das hoffe ich. Denn je deutlicher Sie wissen, was Sie nicht wollen und was ihnen bevorsteht, wenn Sie Ihr Leben nicht ändern, desto leichter wird es Ihnen fallen, Ihr Leben zu verändern.

ZUSAMMENFASSUNG

- ☞ *Bauen Sie selbst Druck auf.*
- ☞ *Erst wenn der Druck so stark geworden ist, daß man die Verhältnisse nicht mehr erträgt, beginnen die meisten Menschen, ihr Leben zu verändern.*
- ☞ *Druck erzeugt Veränderungen.*
- ☞ *Die meisten Menschen wollen freiwillig nichts verändern. Sie lieben die Sicherheit beziehungsweise das, was sie für Sicherheit halten – die Gewohnheit.*
- ☞ *Wenn man immer nur das tut, was man schon kann, bleibt man zeit seines Lebens immer der gleiche, der man ist.*
- ☞ *Aus Angst vor Veränderungen lassen die meisten Menschen lieber alles so, wie es ist. Denn es könnte ja schlimmer kommen. Aber genau deshalb kommt es auch nicht besser.*
- ☞ *Sie können sich selbst bewußt Druck erzeugen, wenn Sie etwas verändern wollen.*
- ☞ *Fragen Sie sich, warum Sie Ihr Ziel unbedingt erreichen wollen.*
- ☞ *Was passiert, wenn Sie Ihr Ziel nicht erreichen werden?*
- ☞ *Je stärker das Gefühl ist, das Sie erzeugen, desto stärker wird Ihr Unterbewußtsein Sie unterstützen.*

Kapitel 9

Der dritte Schritt: Das innere Bild optimieren

Schritt 3

Stellen Sie sich in Ihren Gedanken konkret vor, wie Sie aussehen wollen.

Diese Aufgabe ist von entscheidender Bedeutung, denn sie unterstützt Sie automatisch bei Ihren Bemühungen, zu einer schlanken Figur zu kommen. Lassen Sie mich Ihnen erklären, warum diese Übung so wichtig ist.

Jeder Mensch hat von sich selbst im Laufe seines Lebens ein eigenes Bild geschaffen. Dieses geistige Bild enthält seine Vorstellungen davon:

- was er kann;
- wo seine Fähigkeiten liegen;
- was er nicht kann;
- wovor er Angst hat, um nur einige Punkte zu nennen.

Ferner enthält es seine Überzeugungen:

- was seine Stärken und was seine Schwächen sind;

- wie er auf andere Menschen wirkt;
- wie gut oder wie schlecht er aussieht;
- wie andere Menschen auf ihn reagieren, und so weiter.

Ein recht konkretes Bild also, das Ausdruck seiner bisherigen Erfahrungen ist, die er gemacht hat. So glaubt er es zumindest. Daß dies nur sehr unzureichend der Realität entspricht, wird Ihnen im Laufe dieses Kapitels noch bewußt werden.

Richtig ist aber, daß Erlebnisse unserer Vergangenheit zu einem ganz wesentlichen Teil unser Bild, das wir von uns haben, beeinflussen konnten. Jedes Erlebnis hat dieses Bild mehr oder weniger stark mitgeprägt. Von einigen Erlebnissen wissen wir das, denn wir können uns an sie und ihre Auswirkung auf uns erinnern. Ich denke dabei an so etwas wie:

„Mathematik hat mir schon in der Schule keinen Spaß gemacht, und es liegt mir auch heute noch nicht, mich mit Zahlen zu beschäftigen.“

Eine andere Erinnerung könnte sich vielleicht so anhören:

„Hunde habe ich noch nie gemocht, ich denke das liegt daran, daß mich einmal der Hund meiner Tante Hiltrud gebissen hat, als ich fünf Jahre alt war.“

Kennen Sie solche Beispiele? Ich denke, Sie wissen, worauf ich hinauswill.

Das Bild, das wir von uns im Kopf herumtragen und das unser Verhalten und Reagieren beeinflußt, wird also wesentlich von Erlebnissen unserer Vergangenheit geprägt. Positive Erlebnisse hinterlassen dabei ebenso ihre „Spuren“ wie negative Erfahrungen. Sind solche Erlebnisse besonders einschneidend oder wiederholen sich immer wieder, so entstehen sogenannte „Glaubenssätze“ – Vorstellungen, von denen wir zutiefst überzeugt sind.

Wie beispielsweise die Überzeugung, eine Abneigung gegen Mathematik zu haben. Oder keine Hunde zu mögen.

Alle eben genannten Beispiele haben bis hierher eines gemeinsam. Die Betroffenen erinnern sich daran. Und sie kennen die jeweiligen Auslöser noch – ob das nun der bissige Dackel der Tante oder der Mathematiklehrer war. Eine solche bewußte Erinnerung hat einen enormen Vorteil: man kann seine „Erfahrungen" selbst in Frage stellen.

Somit wird einem, wenn man darüber nachdenkt, recht schnell bewußt, daß eben nicht alle Hunde bissig und gefährlich sein müssen, nur weil man vor vielen Jahren einmal gebissen worden ist. Auch kann man leicht erkennen, daß man wohl kaum objektive Rückschlüsse auf die mathematische Begabung ziehen kann, nur weil einem vor 25 Jahren der Matheunterricht keinen Spaß gemacht hat.

Alle diese Fälle lassen sich also recht schnell als das entlarven, was sie sind: Subjektive Interpretationen, die mit der Wahrheit in etwa soviel zu tun haben, wie die Behauptung, daß alle Deutschen Lederhosen tragen und Amerikaner nur Hamburger essen.

Das scheint Ihnen übertrieben? Ob Sie nun von einem Bayern in krachledernen Hosen auf alle Bayern schließen oder fix davon überzeugt sind, daß alle Hunde beißen müssen, nur weil Sie einmal gebissen wurden – ich sehe da praktisch keinen Unterschied.

Allerdings läßt sich die Absurdität der Verallgemeinerung bei diesem Glaubenssatz nur dadurch erkennen, daß der Betroffene selbst den ursprünglichen Auslöser kennt und ihn auch nur deshalb als lächerlich entlarven kann.

Wenn Sie sich unser Gehirn als eine Art Hochregalsystem vorstellen, dann befinden sich darin zwei Sorten von Erlebnissen.

Nämlich einmal jene Sorte, über die wir bereits gesprochen haben: Wir erinnern uns an das Erlebnis, oder anders gesagt, wir wissen, wo und wie wir es in unserem Regallager finden können.

Die andere Sorte Erinnerungen, die sich in unserem Lager befindet, ist allerdings ganz anderer Natur. So „versteckt“ sich so manches Erlebnis in diesem „Lager“, an das man sich gar nicht erinnern möchte. Eine Schutzfunktion bewahrt uns vor dem unangenehmen Zugang und den damit verbundenen Gefühlen.Doch auch gerade diese Erlebnisse beeinflussen uns und unser Bild, das wir von uns haben, gegebenenfalls heute noch.

Dadurch, daß uns diese Erlebnisse aber eben nicht mehr bewußt zugänglich sind, wissen wir auch nicht, welches banale Ereignis so manche tiefsitzende Überzeugung in uns ausgelöst hat. Denn auch gerade diese „vergessenen Erlebnisse“ haben so manchen Glaubenssatz entstehen lassen. Wir spüren also immer noch die Folgen in Form von Überzeugungen und Vorstellungen, die wir mit uns herumtragen. Wir würden uns wundern, wenn uns klar wäre, warum wir uns dieser oder jener „Tatsache“ so sicher sind.

Manche dieser Referenzerlebnisse wirken sich positiv, manche negativ auf unsere Lebensqualität aus. Ja, sie beeinflussen unter Umständen sogar unsere äußerliche Erscheinung.

So wird eine Frau, die schon als Kind zu der Überzeugung gelangt ist, häßlich zu sein, wohl nur wenig Spaß daran haben, sich „hübsch zu machen.“ Vielmehr wird sie schon beim Kleidereinkauf ihre Kleidungsstücke so auswählen, daß ihr Bild, das Sie von sich hat, nicht gefährdet wird.

Es ist im Grunde genommen traurig, wenn ein Erlebnis, das viele Jahre zurückliegt, dazu geführt hat, daß sich jemand zeit seines Lebens häßlich fühlt. Zumal dieses Erlebnis damals gar nicht „richtig“ gedeutet worden sein muß, um sich auch heute noch auszuwirken. Vielleicht war die häßliche Bemerkung, die damals zu der „Erkenntnis“ geführt hat, häßlich zu sein, nur als derber Spaß gemeint. Oder war gar Ausdruck von Neid.

Überlegen Sie sich, wie absurd so etwas sein kann. Da macht eine Freundin vor vielen Jahren eine Bemerkung, die im Grunde genommen nie so gemeint war, über Ihr Äußeres, und Sie fühlen sich noch Jahre später, vielleicht sogar zeit Ihres Lebens, häßlich.

Das kommt Ihnen übertrieben vor? Sie glauben nicht, daß eine einzelne Bemerkung dazu ausreicht? Damit könnten Sie recht haben. Eine einzelne Bemerkung reicht oftmals nicht aus. Auch gibt es Menschen, die in der gleichen Situation die Freundin nur milde angelächelt hätten. Aber gerade das macht die Tragik eines solchen Falles aus. Der Rückschluß, sich häßlich zu fühlen, ist nur eine mögliche Reaktion. Die Freundin milde anzulächeln, eine andere. Der Betroffene aber glaubt in diesem Moment, seine Reaktion sei die einzig mögliche. Er nimmt sich die Bemerkung zu Herzen und trägt sie vielleicht für den Rest seines Lebens mit sich herum. Natürlich spielen dafür noch einige andere Faktoren eine Rolle. Auch hier gilt, daß bestimmte Gefühle in der Situation zusammenkommen müssen, damit eine einzelne Bemerkung eine solch mächtige Reaktion hervorrufen kann. Aber passiert ist es schon jedem von uns.

Sind wir jederzeit in der Lage, das Bild, das wir von uns im Kopf haben, anzupassen und zu verändern? Ich bin der Meinung: JA! Und um solche Veränderungen vorzunehmen gibt es verschiedene Methoden. Einige sind schwieriger, andere einfacher durchzuführen. Was wir dadurch jedoch erreichen können, kann von erheblicher Bedeutung sein.

Ich weiß natürlich nicht, welches Bild Sie von Ihrer eigenen äußerlichen Erscheinung zur Zeit im Kopf haben – ob Sie sich für hübsch oder häßlich, für attraktiv oder abstoßend halten. Aber ich weiß ganz gewiß, daß dieses Bild sich ganz erheblich auf Ihre Lebensqualität auswirkt. Von daher sollten Sie sich damit auseinandersetzen.

Ich empfehle Ihnen, dieses Bild zu überarbeiten. Schaffen Sie sich ein positives Bild von sich selbst. Sie sollen sich selbst gefallen. Sie müssen sich sogar selbst mögen, um auch auf andere attraktiv zu wirken. Das heißt natürlich nicht, daß ich Ihnen empfehle, arrogant und eingebildet zu werden. Arroganz wirkt im übrigen ohnehin nie wirklich attraktiv. Nein, ich empfehle Ihnen, das Bild, das Sie von sich haben, zu optimieren, so daß Sie sich wohlfühlen. Das veränderte Bild, das Sie dabei von sich gewinnen, wird sich auch gleichzeitig äußerlich auf Ihre Erscheinung auswirken. Gelingt es Ihnen beispielsweise, ein neues, schlankeres Bild von sich im Kopf zu schaffen, unterstützt auch das Sie ganz erheblich auf dem Weg zu einer neuen Figur. Und das genau ist die Aufgabe der nachfolgenden Übung.

Bereiten Sie sich bitte für eine neue Übung vor. Bevor Sie aber anfangen, lesen Sie sich den folgenden Text ein paarmal hintereinander durch, und stellen Sie sich die Abläufe bildhaft vor. Wenn Sie die Geschichte vollkommen verinnerlicht haben, setzen Sie sich bequem hin, schließen Sie die Augen, und entspannen Sie sich.

Stellen Sie sich vor, wie Sie langsam einen wunderschönen Waldweg hinuntergehen. Mit jedem Meter entspannen Sie sich mehr und mehr. Sie lassen sich für den Weg soviel Zeit, wie Sie möchten. Sie gehen langsam und genießen die Schönheit der Natur. Am Fuße des Waldes angekommen, gelangen Sie zu einer kleinen Hütte. In dieser Hütte lebt ein alter Mann. Er ist Steinmetz und Bildhauer. Sie schauen interessiert in die Hütte hinein. Der Alte, der Sie bemerkt, deutet Ihnen freundlich, hereinzukommen. Er zeigt Ihnen die Figur, an der er gerade arbeitet. Sie erkennen, daß es sich um eine lebensgroße Statue handelt. Als Sie genau hinsehen, erkennen Sie, daß die Statue ein genaues Abbild von Ihnen selbst ist. Sie betrachten die Figur eingehend. Sie lassen sich ausreichend Zeit dafür. Nachdem Sie die Figur genau betrachtet haben, bitten Sie den alten Mann, die Statue zu verändern. Erklären Sie dafür dem alten Mann alle Änderungswünsche, und versprechen Sie ihm im Gegenzug, daß auch Sie sich im gleichen Maße verändern werden. Besprechen Sie alle Änderungen sehr genau, und berücksichtigen Sie alle Ihre Wünsche und Ziele, die Sie sich selbst vorgenommen haben. Nachdem Sie alles besprochen haben und der alte Mann sich an sein Werk macht, verlassen Sie ihn, und gehen Sie langsam den Waldweg Meter für Meter zurück - nur daß Sie diesmal der Weg bergauf führt. Lassen Sie sich dafür ausreichend Zeit. Wenn Sie wieder an jene Stelle gelangen, von der Sie losgegangen sind, öffnen Sie Ihre Augen.

Auch hier gilt: Machen Sie die Übung so intensiv wie möglich. Versuchen Sie sich die Situation genau vorzustellen und sie zu erleben. Gerne können Sie diese Übung immer wiederholen, solange es Ihnen Spaß macht.

Auch wenn Ihnen solche Übungen vielleicht ein wenig suspekt vorkommen. Das macht nichts. Schließlich tun Sie es für sich selbst, und es dürfte Ihnen Spaß machen. Für die Qualität der Übung ist es übrigens wichtig, daß Sie sich dabei gut entspannen. Eine ideale Zeit, zu der diese Voraussetzung eigentlich zumeist gegeben ist, ist der Zeitpunkt kurz vor dem Einschlafen - wenn Sie dabei wirklich einschlafen, macht das nichts. Wiederholen Sie die Übung einfach noch einmal. Ein anderer günstiger Zeitpunkt ist der Moment kurz nach dem Aufwachen, wenn Sie noch nicht ganz wach sind. Auch diese Übung führen wir im Seminar leicht abgewandelt im sogenannten Alphazustand durch. Sie erinnern sich, das ist ein leichter Entspannungszustand. Aber die Übung hat sich auch bewährt, wenn sie zu Hause durchgeführt wird.

ZUSAMMENFASSUNG

☞ *Jenes Bild, das wir von uns im Kopf herumtragen und das unser Verhalten und Reagieren beeinflußt, wird wesentlich geprägt von Erlebnissen unserer Vergangenheit.*

☞ *Positive Erlebnisse hinterlassen dabei ebenso ihre „Spuren" wie negative Erfahrungen.*

☞ *All diese Referenzerlebnisse beeinflussen uns auch heute noch. Manche wirken sich positiv, manche negativ auf unsere Lebensqualität aus.*

☞ *Sind solche Erlebnisse besonders einschneidend oder wiederholen sie sich immer wieder, so entstehen sogenannte „Glaubenssätze" – Vorstellungen, von denen wir zutiefst überzeugt sind.*

☞ *Dadurch, daß uns manche auslösenden Erlebnisse aber eben nicht mehr bewußt sind, wissen wir auch nicht, welches banale Ereignis so manche tiefsitzende Überzeugung in uns ausgelöst hat. Und es fällt uns von daher auch schwer, so manche überholte Überzeugung aufzugeben. Wir halten sie für Wahrheiten.*

☞ *All diese Glaubenssätze sind aber nicht mehr als subjektive Interpretationen.*

Und noch ein Hinweis zu guter Letzt. Alles, was Ihnen im Leben passiert, kann von Ihnen zu Referenzerlebnissen geformt werden. Die unterschiedliche Auslegung ein und desselben Vorfalls auf völlig unterschiedliche Art und Weise kann dabei langfristig die Qualität Ihres Lebens entscheidend beeinflussen.

Glauben Sie, daß es für Ihr Leben einen Unterschied macht, ob Sie nach einem entsprechenden Erlebnis zu der Erkenntnis kommen:

„Ich muß mich künftig eben mehr anstrengen.“

oder ob Sie nach dem gleichen Erlebnis zu sich sagen:

„Ich habe eben einfach kein Glück. Ich hätte es gar nicht erst versuchen sollen.“

Macht es einen Unterschied, ob Sie zu dem Referenzerlebnis gelangen:

„Die meisten Frauen sind einfach schlanker als ich, und ich bin die einzige Fette hier am Strand.“

oder ob Ihr Referenzerlebnis lautet:

„Dadurch, daß ich die ganzen schlanken Frauen gesehen habe, ist mir wieder bewußt geworden, daß ich das auch schaffen kann.“

Falls Sie sich noch nicht sicher sind: Es macht einen gewaltigen Unterschied aus.

Es geht hierbei übrigens nicht um die Frage, welcher Glaubenssatz wahr und welcher unwahr ist, sondern darum, welcher Ihnen dabei hilft, ein angenehmes und erfülltes Leben zu führen.

Wenn Sie Referenzerlebnisse optimal nutzen wollen, dann schaffen Sie sich Überzeugungen, die Sie inspirieren, Ihnen mehr Energie und Motivation verschaffen. Und werfen Sie einengende Überzeugungen Stück für Stück von sich.

Kapitel 10

Der vierte Schritt: Muster durchbrechen

Sie nähern sich Schritt vier innerhalb des A. O. S. P.-Systems. Und spätestens jetzt sollten Sie - vorausgesetzt, Sie haben die drei ersten Schritte vollständig und ernsthaft durchgeführt - überzeugt sein, Ihre Eßgewohnheiten ändern zu wollen.

Oder anders ausgedrückt: Es sollte die Vorstellung, daß Sie Ihre Eßgewohnheiten ändern werden, inzwischen ein angenehmes Gefühl bei Ihnen auslösen. Umgekehrt sollte Ihnen die Vorstellung unangenehm sein, weiter so zu essen wie bisher. Ist das der Fall, steht Schritt vier nichts mehr im Wege.

Schritt 4

Durchbrechen Sie Ihre Sie einengenden Verhaltensmuster, Gefühle und Verknüpfungen.

Was aber versteht man unter einengenden Verhaltensmustern? Was sind einengende Gefühle? Und was sind einengende Verknüpfungen?

Ein Verhaltensmuster entspricht einer speziellen Handlungsweise, die in bestimmten Situationen immer wieder gleich und fast von selbst abläuft. Das heißt, man reagiert in bestimmten Situationen quasi automatisch. Man muß nicht überlegen, was zu tun ist, sondern reagiert wie unter einem Reflex.

Schränkt Sie ein solches Verhalten in Ihren Möglichkeiten ein, dann spricht man von einengenden Verhaltensmustern. Gleiches gilt für Gefühle, die ebenfalls in bestimmten Situationen wie von selbst zu entstehen scheinen und immer wieder nach dem gleichen Muster ausgelöst werden. Verknüpfungen wiederum entstehen dadurch, daß man bestimmte Situationen mit bestimmten Gefühlen verbindet. Ein Beispiel:

Stellen Sie sich vor, daß Sie einen kleinen Trampelpfad dadurch anlegen, daß Sie eine bestimmte Strecke, auf der es noch keinen festen Weg gibt, immer wieder benutzen. Zunächst ist der Pfad, da er noch nicht lange von Ihnen benutzt wird, kaum als Weg zu erkennen. Auch laufen Sie ab und an einmal links oder rechts neben der Strecke. Je öfter Sie jedoch den Trampelpfad benutzen, desto deutlicher wird er als Weg erkennbar. Kurz darauf ist aus dem Trampelpfad ein richtiger, fester Weg geworden, den Sie immer lieber und infolgedessen auch immer öfter benutzen.

Ähnlich verhält es sich mit Verhaltensmustern. Sie reagieren in einer bestimmten Situation auf eine ganz bestimmte Art und Weise.

Zum Beispiel ärgern Sie sich über Ihren Partner. Sobald dieser schließlich wütend das Haus verläßt, greifen Sie zur Zigarette. Sie atmen den Rauch tief ein und haben das Gefühl, sich zu entspannen.

Gehen wir davon aus, daß es schon bald wieder zu einer ähnlichen Situation kommt. Auch diesmal zünden Sie sich im Anschluß an den Streit eine Zigarette an. Zwar ist jetzt noch kein Verhaltensmuster entstanden, aber Sie sind auf dem besten Weg, ein solches Muster zu kreieren.

Je öfter Sie eine solche Abfolge durchlaufen und immer wieder entsprechend reagieren, desto stärker wird ein solches Muster. Aus dem Trampelpfad ist ein richtiger, fester Weg geworden. Nach ein paar Monaten greifen Sie - um bei dem erwähnten Beispiel zu bleiben - vollkommen automatisch zur Zigarette, wenn es zu einer ähnlichen Situation kommt. Sie haben ein Verhaltensmuster geschaffen und eine Verknüpfung zwischen der Zigarette und dem Wunsch nach Entspannung kreiert.

Zahlreiche unserer Verhaltensweisen sind inzwischen zu solchen Verhaltensmustern geworden. Wir überlegen nicht mehr, was zu tun ist, sondern reagieren quasi automatisch. Zum Problem wird ein solches Verhaltensmuster aber immer dann, wenn man sein Verhalten verändern möchte.

Zur Verdeutlichung stellen Sie sich bitte vor, daß die Raucherin aus unserem Beispiel beschlossen hat, mit dem Rauchen aufzuhören. Die ersten Tage fällt es ihr zwar schwer, aber sie hält sich tapfer und verzichtet nach wie vor auf das Rauchen. Nun kommt es aber wieder einmal zum Streit zwischen ihr und ihrem Partner. Sie können sich vermutlich leicht vorstellen, wie schwer es der werdenden Nichtraucherin besonders jetzt fällt, auf ihre Zigarette zu verzichten.

Das Schwierige und Unangenehme an solchen Mustern ist, daß wir sie zumeist als solche gar nicht mehr erkennen. Denn sie sind uns im Laufe der Zeit so vertraut geworden, daß wir meinen, gar nicht anders reagieren zu können. Wir stellen unsere Reaktionen also auch nicht in Frage.

„Zigaretten entspannen mich eben."

Dabei ist den wenigsten Menschen jedoch klar, daß sie die Verknüpfung:

Zigarette = Entspannung

zu einem gehörigen Maße selbst kreiert haben. Aber tatsächlich haben sie genau das getan. Wenn Sie allerdings verstehen, daß solche Verknüpfungen hausgemacht sind, also von Ihnen geschaffen wurden, dann werden Sie auch schnell begreifen, daß Sie in der Lage sind, Verknüpfungen wieder aufzulösen.

Beobachten Sie aber zunächst, in wievielen Situationen wir oft ganz automatisch reagieren. Daß sich in der Tat zahlreiche solcher Verhaltensmuster in unserem täglichen Leben wiederfinden, ist indes sehr verständlich. Schließlich geben uns solche „automatischen Verhaltensreflexe", wie man Verhaltensmuster auch nennen könnte, ein Gefühl von Sicherheit. Wir müssen nicht erst lange nachdenken, sondern reagieren eben fast automatisch. Unsere Reaktion geschieht also viel schneller.

In einigen Lebensbereichen ist ein solches Verhaltensmuster im übrigen nicht nur bequem (man muß nicht lange nachdenken), sondern auch durchaus sinnvoll. Denken Sie beispielsweise an sportliche Herausforderungen. Gerade im Sport werden Verhaltensmuster regelrecht trainiert. Eine bestimmte Reaktion wird so zum Reflex. Und wie bei unserem Beispiel mit dem Trampelpfad funktioniert das Muster um so besser, je länger man trainiert hat.

Was das alles mit Ihnen zu tun hat und warum es gilt, das eine oder andere Verhaltensmuster zu unterbrechen, dürfte Ihnen durch das Beispiel des Rauchers klargeworden sein.

Wenn Sie schon den einen oder anderen Versuch gemacht haben, Ihr Gewicht zu reduzieren, dürften Sie solche reflexartigen Reaktionen sicher auch bei sich schon erkannt haben.

So machen Sie gerade die ersten Fortschritte mit Ihrem Schlankheitsprogramm und sind durch Ihre Erfolge auch richtig motiviert - aber da passiert es. In einer bestimmten Situation verfallen Sie fast automatisch wieder in Ihr altes Eßverhalten.

Ist Ihnen so etwas schon einmal passiert? Oder kennen Sie jemanden, bei dem Sie ein solches Verhalten schon beobachten konnten?

Damit zumindest Ihnen das künftig nicht mehr passiert, ist dieser vierte Schritt innerhalb des A. O. S. P. -Systems von entscheidender Bedeutung.

Wie also lassen sich solche geistigen Trampelpfade, die durch den häufigen Gebrauch schon fast von uns zu Autobahnen ausgebaut worden sind, unterbrechen? Diese Frage läßt sich eigentlich sehr einfach beantworten. Die Antwort lautet: Indem Sie etwas völlig anderes, am besten sogar etwas völlig Unerwartetes tun. Praktisch ist das allerdings nicht so einfach umzusetzen. Lassen Sie mich Ihnen das Konzept anhand eines Beispiels verdeutlichen.

Ich wähle im übrigen sehr bewußt oft Beispiele aus, die anscheinend nicht unmittelbar mit dem Thema Schlankheit zu tun haben. Erinnern Sie sich an den Unterschied zwischen Einfühlungsvermögen und Verständnis? Gerade dadurch, daß ich Beispiele heraussuche, die nicht unmittelbar Ihr eigenes Problem ansprechen, wird es Ihnen leichter gelingen, das System mit mehr Abstand zu begreifen. Aber zurück zum Beispiel:

Michael Glotzbach wird auf seiner Fahrt vom Büro nach Hause von einem anderen Autofahrer geschnitten. Herr Glotzbach ist außer sich vor Zorn. Er ärgert sich sogar noch, als er zu Hause ankommt. Sowie er die Wohnung betritt, berichtet er seiner Frau von dem ungeheuren Rüpel. Während seiner Schilderung steigert sich seine Wut noch weiter. Mit anderen Worten, er ist in einem bestimmten Gefühlsmuster steckengeblieben. Seine Frau läßt sich die Geschichte wiederholt erzählen, als plötzlich die Haustür auffliegt und Glotzbachs Tochter in die Wohnung stürmt. Monika, so heißt das Mädchen, kommt gerade von einem dreiwöchigen Urlaub mit ihrem Freund zurück. Herr Glotzbach sieht seine Tochter und umarmt sie sofort innig. Seine schlechte Laune ist augenblicklich verflogen.

Was ist konkret passiert? Herr Glotzbach hat den ärgerlichen Vorfall auf der Autobahn immer wieder geistig nachvollzogen. Er hat sich sogar solange damit beschäftigt, bis er auch rein gefühlsmäßig in seiner Wut sprichwörtlich steckengeblieben ist. Erst als er sich – und zwar schlagartig – mit etwas anderem beschäftigt hat, war er in der Lage, das einengende Muster zu durchbrechen. Interessant ist bei diesem Beispiel allerdings auch, daß eine einzige Situation - der rücksichtslose Autofahrer - ausgereicht hat, um ihn sofort in ein Muster zu pressen. Das ist dadurch möglich, daß wir eine Situation sehr stark emotional erleben und diese immer wieder geistig durchlaufen. Es ist quasi eine Expreßmethode, um aus unserem Trampelpfad fast augenblicklich einen richtigen Weg zu machen.

Entsprechend schwierig ist es deshalb auch, selbst wieder herauszufinden. Vor allen Dingen besteht die Wahrscheinlichkeit, daß wir künftig bei einer ähnlichen Situation wieder in das gleiche Muster verfallen.

Um aus einem solchen Muster herauszufinden, ist es notwendig, daß man etwas Ungewöhnliches tut - oder daß etwas Überraschendes passiert. Es sollte uns nämlich idealerweise buchstäblich aus der Gewohnheit reißen. So wird erreicht, daß man sofort das alte Verhalten ganz und gar losläßt. Man ist abgelenkt - und läßt los.

Hätte Frau Glotzbach ihren Mann lediglich unterbrochen und vielleicht gesagt: „Na gut, aber es ist ja nichts passiert." Wie hätte ihr Mann wohl dann reagiert? Ich bin überzeugt, daß eine solche Bemerkung nicht ausgereicht hätte, ihren Mann zu beruhigen.

Was hätte sie sonst tun können? Frau Glotzbach wäre selber durchaus in der Lage gewesen, ihrem Mann aus seinem Muster herauszuhelfen. Stellen Sie sich beispielsweise vor, wie Herr Glotzbach reagiert hätte, wenn seine Frau voller Staunen auf den Rücken seine Jackets mit den Worten „Was ist das denn?" gedeutet hätte. Das mag Ihnen zwar albern vorkommen, aber was wäre passiert? Herr Glotzbach hätte vermutlich sein Jacket ausgezogen, und beide hätten das Jacket inspiziert, das natürlich vollkommen in Ordnung gewesen wäre. Können Sie sich vorstellen, daß es Herrn Glotzbach danach gar nicht mehr so leicht gefallen wäre, wieder so richtig schön wütend zu werden? Vielleicht hätte die Sache mit dem Jacket auch nicht ausgereicht, aber es geht um das Prinzip. Wenn Sie in einem bestimmten Gefühl oder Verhalten steckenbleiben, dann müssen Sie sich daraus befreien, und zwar möglichst rasch.

Herr Glotzbach hätte sich auch selbst aus dem Muster, in dem er wie gefangen war, befreien können. In solchen Situationen gilt: einfach etwas völlig Verrücktes tun. Mit dem Auto auf den nächsten Parkplatz fahren und zur Musik aus dem Autoradio Foxtrott tanzen.

Das ist Ihnen zu verrückt? Sehr gut, dann ist diese Methode für Sie ideal geeignet. Sie werden augenblicklich aus Ihren einengenden Gefühlen herausfinden.

Sie trauen sich nicht? Das verstehe ich gut, aber dann sollten Sie auch jetzt verstehen, warum die meisten Menschen einen großen Teil ihres Lebens in einengenden Mustern gefangen sind. Diese Menschen trauen sich nämlich ebenfalls nicht.

Allerdings gibt es auch eine ganze Reihe anderer Techniken, um aus Mustern herauszufinden. Einige sind, obwohl sehr einfach, doch schwer durch ein Buch zu vermitteln.

Warum das so ist? Kaufen Sie sich doch einmal ein Buch über Karate, und versuchen Sie, sich selbst auszubilden. Hier macht das Vorführen und gemeinsame Trainieren einen erheblichen Unterschied aus. Von daher ist es auch nicht möglich, alle Techniken und Möglichkeiten aus einem Seminar in ein Buch zu übertragen. Aber das ist auch nicht notwendig, wenn Sie weiterhin kreativ an sich arbeiten.

Kommen wir also nunmehr zum praktischen Teil unseres vierten Schritts innerhalb des A. O. S. P. -Systems.

Schritt 4

Durchbrechen Sie Ihre sie einengenden Verhaltensmuster, Gefühle und Verknüpfungen.

Teil 1

Diese Aufgabe ist ein wenig anders strukturiert als die bisherigen Übungen. Diesmal sollten Sie nämlich aufschreiben

– nicht nur darüber nachdenken –, welche einengenden Verhaltensmuster Sie des öfteren gefangennehmen. Denken Sie dabei zunächst nicht nur an das Thema Schlankheit. Schreiben Sie zunächst einmal alle einengenden Muster auf, die Ihnen einfallen. Verhaltensmuster, Gefühlsmuster und einengende Verknüpfungen.
Es fallen Ihnen nur wenige ein? Schreiben Sie aber mindestens fünf auf.
Wenn Sie soweit sind, konzentrieren Sie sich speziell auf das Thema Schlankheit. Welche einengenden Verhaltensmuster können Sie hierbei an sich entdecken? Welche einengenden Gefühle wirken sich auf Ihr Eßverhalten aus? Und welche Gefühle und Verhaltensweisen haben Sie unbewußt mit dem Essen verknüpft?

Machen Sie diese Übung gewissenhaft und ausführlich. Je ausführlicher, desto besser. Wenn Sie soweit sind, beginnen Sie sofort mit dem zweiten Teil der Übung.

Teil 2

Erarbeiten Sie mehrere Konzepte, wie Sie aus Ihren Mustern am einfachsten herausfinden können. Das geht jetzt natürlich viel einfacher – wenn Sie erst einmal wieder in einem Muster gefangen sind, ist es viel komplizierter. Haben Sie den Mut, sich vollkommen verrückte Dinge auszudenken. Aber entscheiden Sie sich auch dafür, sich bei nächster Gelegenheit genau so zu verhalten. Der wesentliche Ansatz bei einer solchen Strategie lautet: Tun Sie etwas Ungewöhnliches. Etwas Ungewöhliches muß aber selbstverständlich nicht immer etwas vollkommen Abgedrehtes sein, sondern im Zweifelsfall nur etwas, das Sie normalerweise nicht tun. Eben etwas, das für Sie nicht gewöhnlich ist. Auch hierbei sollten Sie mindestens fünf Strategien entwickeln, bevor Sie weiterlesen.

ZUSAMMENFASSUNG

☞ *Durchbrechen Sie Ihre Sie einengenden Verhaltensmuster, Gefühle und Verknüpfungen.*

☞ *Ein Verhaltensmuster entspricht einer speziellen Handlungsweise, die in bestimmten Situationen immer wieder gleich und fast von selbst abläuft. Man reagiert also in bestimmten Situationen quasi automatisch.*

☞ *Schränkt Sie ein solches Verhalten ein, dann spricht man von einengenden Verhaltensmustern.*

☞ *Auch Gefühle können nach dem gleichen Muster ausgelöst werden.*

☞ *Verknüpfungen entstehen dadurch, daß man bestimmte Situationen oder Verhaltensweisen mit bestimmten Gefühlen verbindet.*

☞ *Zahlreiche unserer Verhaltensweisen sind zu solchen Verhaltensmustern geworden. Wir überlegen nicht mehr, was zu tun ist, sondern reagieren quasi automatisch. Zum Problem wird ein solches Verhaltensmuster spätestens aber dann, wenn man sein Verhalten verändern möchte.*

☞ *Wenn Sie in einem bestimmten Gefühl oder Verhalten steckenbleiben, müssen Sie sich daraus befreien, und zwar möglichst rasch.*

☞ *Tun Sie etwas Ungewöhnliches, um aus einem Muster herauszufinden. Ungewöhnlich heißt: Tun Sie etwas, das Sie normalerweise nicht tun.*

Zum Abschluß dieses Kapitels will ich Ihnen noch einen besonders berühmten Fall von Musterunterbrechung ins Gedächtnis rufen. Als Chruschtschow 1960 bei seiner berühmten Rede vor den

Vereinten Nationen mit seinem Schuh protestierend auf das Rednerpult schlug, hat er wahrscheinlich eine ganze Menge von Mustern unterbrochen.

Trauen Sie sich, zu experimentieren und immer mehr Ihrer einengenden Muster loszuwerden. Und wieder einmal gilt - haben Sie Spaß dabei.

Kapitel 11

Der fünfte Schritt: Neue Verhaltensweisen kreieren

Spätestens nach der Anwendung der Übungen zum vierten Schritt sind Sie ein großes Stück auf Ihrem Weg zu einer schlanken Figur mental weitergekommen.

Sie wissen nunmehr, was Sie erreichen wollen. Und Sie wissen auch, was Sie bisher vom Erreichen Ihres Ziels abgehalten hat. Ferner haben Sie sich sowohl die positiven Konsequenzen einer Veränderung bewußtgemacht, als auch die negativen Folgen bedacht. Sie wissen also auch, was es für Sie bedeuten würde, wenn Sie Ihr Verhalten nicht ändern. Sie haben Ihr Unterbewußtsein eingesetzt. Und Sie haben sich mit dem Unterbrechen von einengenden Mustern beschäftigt.

Nicht schlecht! Das ist eine ganze Menge. Lassen Sie sich also auf die Schulter klopfen.

(Das gilt allerdings nur dann, wenn Sie alle Übungen auch wirklich mitgemacht haben. Wenn nicht, hören Sie augenblicklich auf zu lesen, streuen Sie sich Asche auf Ihr Haupt, und fangen Sie noch einmal von vorne an. Aber diesmal sollten Sie alle Übungen mitmachen.)

Sie haben alle Übungen mitgemacht? Bravo! Vergessen Sie den Hinweis mit der Asche. Aber dennoch haben Sie noch weitere Schritte vor sich. Denn es reicht nicht aus, ein ungewolltes

Verhalten nur zu unterbrechen. Darin liegt sogar eine große Gefahr, denn nur durch das Unterbrechen bestehender Verhaltensmuster allein werden Sie keine langfristigen Veränderungen erzielen. Doch genau darauf kommt es schließlich an. Sie wollen Veränderungen wirklich dauerhaft etablieren. Um das zu erreichen, bedarf es eines weiteren Schrittes. Und genau dieser nächste Schritt ist es, mit dem wir uns nunmehr beschäftigen werden. Er ist damit ein weiterer wichtiger Abschnitt auf Ihrem Weg zu dauerhaften Veränderungen.

Schritt 5

Kreieren Sie neue, positive Verhaltensweisen, die Sie auf dem Weg zu Ihrem Ziel weiterbringen.

Erinnern Sie sich an meine Ermahnungen bei Ihrer Suche nach Ihrem Ziel am Anfang des Buches? Es reicht nicht aus, nur zu wissen, was man nicht möchte. Und genau so verhält es sich auch jetzt. Sie müssen ein neues Verhalten für sich finden. Sie müssen wissen, was Sie statt zu essen tun wollen, wenn eine Situation auftaucht, die Sie früher dazu gebracht hat, mehr zu essen, als Ihnen guttat. Was wollen Sie ab jetzt statt dessen tun?

Machen Sie sich bewußt: Sie haben in der Vergangenheit einen Grund gehabt, Ihr früheres Eßverhalten zu entwickeln. Es gab Ihnen in bestimmten Situationen ein gutes, angenehmes Gefühl. Oder Sie waren dadurch in der Lage, mit unangenehmen Gefühlen besser umzugehen.

Denken Sie jedoch daran: Es ist wichtig für Ihr Verständnis, zu begreifen, daß Sie nicht deshalb zuviel gegessen haben, weil die Situationen, die Ihnen begegnet sind, so schwierig oder unangenehm waren. Vielmehr war es Ihre ganz persönliche Reaktion, eben zu essen, wenn diese oder jene Situation auftauchte. Es war nun einmal Ihre damalige, ganz persönliche Strategie, die Sie entwickelt hatten.

Andere Menschen haben dagegen andere Strategien entwickelt. Sie sind spazierengegangen. Oder haben ihren Partner angebrüllt. Oder sind zum Einkaufen gegangen. Oder haben Musik gehört. Oder haben geraucht. Oder Drogen genommen. Oder, oder, oder ...

Jeder Mensch schafft sich im Laufe seines Lebens seine ganz persönlichen Strategien, mit bestimmten Situationen umzugehen. Einige dieser Strategien machen dick - diese Strategien kennen Sie bereits. Andere kosten viel Geld. Wieder andere schaden der Gesundheit. Aber manche Strategien verleihen Ihnen auch Energie und haben keine unerwünschten Nebenwirkungen. Entscheidend ist, daß die meisten Menschen ihre Strategien - ihre Verhaltensweisen - nicht bewußt wählen. Würden sie das nämlich tun, hätten sich viele Menschen für andere, bessere Strategien entschieden.

Und genau das sollten Sie nunmehr tun. Sie sollen eine neue, bessere Strategie für sich entwickeln - eine ohne unangenehme Nebenwirkungen. Eine Strategie mit vielen positiven Auswirkungen. Sie brauchen eine neue Strategie.

„Ich will nicht mehr zuviel essen."

Das ist toll, aber was möchten Sie statt dessen tun? Um es ganz deutlich zu machen: Wenn Sie kein neues Verhalten entwickeln, besteht die Gefahr, daß Sie leicht wieder in Ihr altes Verhalten zurückfallen.

Voraussetzung für eine neue, funktionierende Strategie ist: Auch dieses neue Verhalten muß Ihnen ein gutes Gefühl vermitteln. Es darf sich nicht nur gut anhören. Es muß sich auch für Sie gut anfühlen.

Stellen Sie sich also vor: Eine Situation, die Sie früher dazu gebracht hätte, ein bis zwei Tafeln Schokolade zu verdrücken, taucht wieder auf. Sie unterbrechen dieses Muster gemäß der letzten Übung. Aber was jetzt? Was ist Ihre neue Strategie? Was tun Sie, anstatt Schokolade zu essen?

„Ich mache statt dessen 20 Kniebeugen."

Oh, alle Achtung. Das ehrt Sie. Aber ich bin noch nicht überzeugt. Vergessen Sie nicht, die neue Strategie soll Ihnen mindestens die gleiche Qualität an Gefühlen bescheren wie die alte. Wenn das mit Kniebeugen gelingt – phänomenal. Wenn Sie aber nur meinen, daß sich das schließlich sehr gut und sehr gesund anhört, dann vergessen Sie's.

Sie möchten ein Beispiel für eine neue Strategie? Lesen Sie sich einfach noch einmal durch, was Dr. Kirchberg nach seinem Herzinfarkt erlebt hat. Wie glauben Sie, könnte man seine neue Lebensphilosophie und Strategie in einem Satz formulieren?

Sie wollen lieber ein neues Beispiel? Also gut, hier ist eins:

Martin war Kettenraucher, solange ich ihn kannte. Als er schließlich im Rahmen meines Seminars eine neue Strategie entwickeln sollte, entschied er sich dazu, immer in Situationen, in denen er sonst geraucht hatte, ganz bewußt zehn sehr tiefe Atemzüge zu machen. Mit jedem dieser Atemzüge hatte er das Gefühl, seinem Körper mehr Energie und mehr Sauerstoff zuzuführen und sich augenblicklich besser zu fühlen. Martin hat, soweit ich weiß, nie mehr geraucht.

Und hiermit kommen wir wiederum zu Ihnen. Und zum praktischen Teil dieses Kapitels.

Schritt 5

Kreieren Sie neue, positive Verhaltensweisen, die Sie auf dem Weg zu Ihrem Ziel weiterbringen.

Ähnlich wie bei der letzten Übung sollten Sie sich auch diesmal Notizen machen. Schreiben Sie also auf, welche neuen Strategien Sie anstelle Ihres alten Verhaltens künftig entwickeln möchten. Und schreiben Sie auch auf, wie Ihre neuen Verhaltensweisen in der Praxis aussehen sollen. Auch diesmal gilt: Denken Sie nicht nur darüber nach, sondern schreiben Sie sie auch wirklich auf. Und hören Sie damit nicht eher auf, bis Sie mindestens eine Strategie gefunden haben, die Ihnen ein gutes Gefühl verschaffen kann.

Gerade der Übungsteil dieses Kapitels ist im Moment sicherlich etwas ungewohnt. Aber experimentieren Sie ein wenig, und spielen Sie verschiedene Strategien im Kopf durch. Sie müssen die perfekte Strategie nicht sofort entwickeln, aber schaffen Sie sich eine neue Strategie, die Ihnen im Moment ein gutes Gefühl gibt und Sie motiviert.

ZUSAMMENFASSUNG

- ☞ *Es reicht nicht aus, ein ungewolltes Verhalten zu unterbrechen.*
- ☞ *Sie müssen eine neue Strategie entwickeln, die Sie an Stelle der alten Strategie einsetzen können.*
- ☞ *Die meisten Menschen suchen sich Ihre Strategien – ihre Verhaltensweisen – nicht bewußt aus.*
- ☞ *Wenn Sie kein neues Verhalten entwickeln, werden Sie leicht wieder in Ihre alte Strategie zurückfallen.*
- ☞ *Das neue Verhalten muß Ihnen ein gutes Gefühl vermitteln. Es darf sich nicht nur gut anhören. Es muß sich auch gut anfühlen.*

Kapitel 12

Der sechste Schritt: Der Test

Der nächste Schritt, den es zu setzen gilt, verschafft Ihnen die Möglichkeit, festzustellen, wie gut und effektiv Ihr neues Konzept für Sie funktionieren wird. Schließlich wollen Sie ein Verhalten verändern, das Sie unter Umständen über Jahre hinweg entwickelt haben.

Ihr neues, künftiges Verhalten muß also mindestens genauso attraktiv für Sie sein wie Ihre alten Reaktionen. Sie haben aber längst verstanden, daß eine solche Beurteilung eben nicht nur im Kopf stattfindet. Vielmehr sind es unsere Gefühle, die entscheiden, ob ein neues Verhalten quasi automatisch unsere alten Verhaltensmuster ersetzen kann.

Kurzfristig lassen sich Gefühle mit Willen und logischen Überlegungen sicherlich unterdrücken, aber eben nur kurzfristig und nur mit erheblichem Druck. Unser Konzept ist aber langfristig angelegt. Sie werden damit ohne enorme Willensanstrengungen Veränderungen herbeiführen, wenn ... ja, wenn das neue Verhalten angenehmere Gefühle auslösen kann, als das alte Verhalten es getan hat. Wenn Ihnen das mit Hilfe der bisherigen Schritte gelungen ist, dann wird Ihr neues Verhalten ganz automatisch Ihre bisherige Reaktion vollständig ersetzen. Herauszufinden, ob das inzwischen funktionieren wird, ist jene Aufgabe, die Sie im nächsten Schritt bewältigen werden.

Schritt 6

Stellen Sie sich eine Situation vor, auf die Sie schon mit Ihrem neuen Verhalten reagieren.

Was ich damit meine? Durchlaufen Sie im Geist eine Situation, die bisher dazu geführt hat, daß Sie anders gehandelt haben, als Sie es von nun an vorhaben. Stellen Sie sich nun vor, anders zu reagieren. Reagieren Sie im Geiste so, wie Sie es sich für die Zukunft wünschen. Fragen Sie sich aber auch, ob Sie dieses neue Verhalten wirklich annehmen wollen - oder ob Sie noch irgend etwas daran stört.

> *Bereiten Sie sich nun für diese Übung vor. Setzen Sie sich bequem hin, schließen Sie die Augen, und entspannen Sie sich. Stellen Sie sich vor, wie Sie in eine Situation geraten, die Sie früher mit Sicherheit dazu gebracht hätte, nach dem alten Muster zu reagieren. Stellen Sie sich nun Ihre neue Reaktion vor. Versuchen Sie dabei, die Situation wirklich zu spüren, sich hineinzufühlen. Sie reagieren also jetzt im Geiste nach dem neuen Verhaltensmuster, das Sie vorher für sich entwickelt haben. Wie fühlen Sie sich dabei? Löst das neue Verhalten nur positive Gefühle in Ihnen aus. Oder gibt es noch Aspekte in Ihnen, denen die neue Reaktion unangenehm ist? Versuchen Sie, herauszufinden, welche Aspekte das sind und wie Sie Ihr neues Verhalten so anpassen können, daß auch diese Persönlichkeitsanteile befriedigt sind. Lassen Sie sich dafür ausreichend Zeit, und spielen Sie ruhig mehrere Situationen auf diese Art durch.*

Haben Sie festgestellt, daß Sie Ihr neues Verhalten noch etwas überarbeiten müssen?

Kein Problem, gehen Sie am besten die bisherigen Schritte einfach noch einmal durch, und passen Sie Ihr künftiges Verhalten den gewonnenen Erkenntnissen an.

Es war schon alles perfekt? Dann lesen Sie die Zusammenfassung, und gehen Sie zum nächsten Kapitel.

ZUSAMMENFASSUNG

☞ *Ihr neues Verhalten muß mindestens genauso attraktiv für Sie sein wie Ihre alten Reaktionen.*

☞ *Es sind unsere Gefühle, die entscheiden, ob ein neues Verhalten quasi automatisch unsere alten Verhaltensmuster ersetzen kann.*

☞ *Wenn das neue Verhalten angenehmere Gefühle auslösen kann, als das alte Verhalten es getan hat, dann wird Ihr neues Verhalten ganz automatisch Ihre bisherige Reaktion vollständig ersetzen.*

Kapitel 13

Der siebte Schritt: Die Praxis

Wenn Sie alle Übungen nicht nur gelesen, sondern auch aktiv mitgemacht haben, dann lassen Sie sich ein großes Lob aussprechen. Schließlich stehen wir vor dem letzten Schritt in unserem gemeinsamen Programm.

Schritt 7

Probieren Sie die neue Strategie aus.

Ja, nun ist die Zeit der Praxis gekommen. Stürzen Sie sich in das Abenteuer Leben, und beobachten Sie, wie Sie in den verschiedensten Momenten reagieren. Gibt es noch immer Situationen, die wahre Freßanfälle bei Ihnen auslösen?

Sehr gut, dann versuchen Sie zunächst, das Muster zu durchbrechen. Anschließend durchlaufen Sie das System der sieben Schritte eben noch einmal. Legen Sie dabei den Schwerpunkt auf jenes Verhalten, das Ihnen immer noch Kummer bereitet. Experimentieren Sie. Das System ist beweglich, und Sie sollen Spaß dabei haben.

Was aber, wenn wieder etwas passiert? Eine bestimmte Situation, an die Sie bisher nicht gedacht haben, läßt Sie erneut anders handeln, als Sie es gerne möchten?

Ups! Was für eine schockierende Frage! Dann machen Sie es eben noch einmal. Üben Sie mit Hilfe der sieben Schritte, Ihren Zielen jeden Tag etwas näher zu kommen. Lassen Sie sich aber verraten, daß sowohl in Ihrem als auch in meinem Leben immer wieder Dinge passieren werden, die uns dazu bringen, uns anders zu verhalten, als wir es nach streng logischen Überlegungen tun sollten. Gott sei Dank! Denn sonst wäre das Leben ganz schön langweilig. Sie hätten keine Herausforderung, an Ihrer Figur zu arbeiten, und Sie hätten auch nie die Chance, die Art von Stolz zu empfinden, die sich einstellen wird, wenn Sie Ihre Traumfigur erreicht haben.

Und ich, ich hätte dieses Buch nie geschrieben. Ich bin froh, daß nicht immer alles perfekt und reibungslos funktioniert.

Was Sie sonst noch tun können?

Lesen Sie Teil 2 des Buches, und genießen Sie das Gefühl, zu wissen, daß Sie schon bald schlank sein werden. Wenn Sie erst einmal schlank sind – und das passiert ganz sicher –, haben Sie sich schnell wieder daran gewöhnt, und es ist dann nichts Besonderes mehr für Sie. Kosten Sie also das Gefühl aus, wenn Sie merken, daß Sie Ihrer Wunschfigur täglich etwas näher kommen. Teil 2 dieses Buches wird Ihnen dabei helfen. Also viel Spaß dabei.

Nachwort zu Teil I

Ist es wirklich möglich, massive Veränderungen in kurzer Zeit zu bewirken? Ist es beispielsweise vorstellbar, daß jemand, der zeit seines Lebens ein gestörtes Eßverhalten hatte, in weniger als einem Tag eine Veränderung von 180 Grad vollzieht und plötzlich sein Augenmerk auf gesunde Ernährung richtet?

Selbst viele sogenannte Experten behaupten noch heute, daß so etwas nicht möglich sei. Ich dagegen bin davon überzeugt, daß es niemals anders funktionieren kann und daß alle wesentlichen Veränderungen letztendlich immer schnell vonstatten gehen.

In Wirklichkeit findet die eigentliche Verhaltensänderung sogar immer in der Geschwindigkeit eines Wimpernschlags statt. Denn in der Sekunde, in der sich die interne Bewertung - was gut und was schlecht ist - einer Sache verändert, ändert sich zeitgleich auch das Verhalten. Lediglich die Vorbereitung einer solchen Veränderung benötigt eine gewisse Zeit. Aber auch diese Vorarbeit muß selten mehr als ein paar Stunden in Anspruch nehmen. Die moderne Psychologie und Psychotherapie nutzt diese Erkenntnisse längst auf unterschiedliche Weise. So gibt es inzwischen viele moderne Techniken, die, wenn sie richtig eingesetzt werden, gute Ergebnisse erzielen können.

Milton Erikson war einer der Vorreiter der Kurzzeittherapie und erzielte glänzende Ergebnisse in oftmals wenigen Minuten, während seine Kollegen ihre Patienten oftmals über Jahre therapierten. Die Gestalttherapie hat großartige Resultate erzielt. Und auch NLP (Neurolinguistische Programmierung) als eine der jüngeren Techniken kann schon heute auf sehr beeindruckende Ergebnisse verweisen. Nun, alle diese Systeme und einige andere mehr können funktionieren.

Die Frage, welches dieser Systeme nun das ideale Instrument zur Verhaltensänderung darstellt, läßt sich abschließend nicht beantworten. So reagiert der eine Patient positiv auf ein bestimmtes System, das bei einem anderen Menschen zu keinem befriedigenden Ergebnis führt. Der Grund hierfür liegt in der Verschiedenartigkeit der jeweiligen Menschen, die auf unterschiedliche Verfahren eben auch unterschiedlich reagieren. Von daher kann ein starres Prinzip auch niemals für unterschiedliche sich verändernde Situationen als Universallösung herhalten. Selbst Systeme, die vom Ursprung her diesem Problem Rechnung tragen und in hohem Maße beweglich sind, wie beispielsweise NLP, laufen mit der Zeit Gefahr, von den begeisterten Anhängern dogmatisiert zu werden und damit den Vorsprung gegenüber starren System zu verlieren. „So ist es damals entwickelt worden, und so wurde es schon immer gemacht", ist der Tenor der künftig Gestrigen. Aber genau darauf kommt es nicht an. Wir leben in einer sich verändernden Welt, die sich unaufhaltsam immer schneller und schneller verändert. Wer heute glaubt, mit Lösungen von gestern Probleme von morgen lösen zu können, irrt. Zur Beurteilung eines Systems sollte vielmehr nur ein Kriterium herangezogen werden: Die erzielten Ergebnisse.

Das von mir in den vorangegangenen Kapiteln vorgestellte A. O. S. P. -System versteht sich also nicht als starres Regelwerk, sondern als multifunktionales Werkzeug, das sich den Herausforderungen anpaßt. Nicht eine universelle Lösung anzubieten, sondern das Werkzeug den gegebenen Umständen anpassen, ist hier der Ansatz. Ferner läßt sich das System leicht erlernen und den jeweiligen Situationen anpassen. Es eignet sich für Schlankheitswillige ebenso wie für werdende Nichtraucher, aber auch für Sportler, die darauf angewiesen sind, schnell in emotionale Höchstform zu kommen, und auch für Verkäufer und Manager, die sich selbst und andere effektiv motivieren müssen. Der vielleicht größte Vorteil liegt jedoch in der Tatsache, daß das A. O. S. P. -System langfristig funktioniert und schnell erzielte Ergebnisse auch auf Dauer stabil bleiben.

Teil 2

Kapitel 1

Ein überraschendes Wiedersehen

73 Kilo und 387 Gramm. Heike haßte ihre Waage mehr als je zuvor. „Aufs Gramm genau", hatte die Verkäuferin gesagt, und Heike war begeistert gewesen. Jetzt, wo sie endlich mit der ultimativen Diät begonnen hatte. Schließlich will man ja auch genau wissen, wieviel man schon an Gewicht verloren hat. Aber heute, genau acht Tage nach dem Beginn der ultimativen Diät, haßte Heike ihre Waage für deren Genauigkeit.

Heike hatte nicht immer zu den übergewichtigen Menschen gezählt. Nun, sie war niemals wirklich dürr gewesen, aber doch immer weit davon entfernt, fett zu sein. Aber nun – Heike schaute erneut in den mannshohen Badezimmerspiegel –, nun war sie wirklich fett. Das ließ sich nicht leugnen. Dabei versuchte sie seit Jahren, ihre Figur in den Griff zu bekommen. Aber nach anfänglichen Erfolgen war sie eigentlich nur immer dicker geworden. Fünf Kilo abgenommen und später wieder sechs Kilo daraufgepackt. Jo-Jo-Effekt nennt man das wohl.

Heike ging in die Küche und mixte sich ihre Nachmittags-Ultima-Schlank-Drink-Portion mit Erdbeergeschmack. Heike liebte Erdbeeren, doch dieser synthetische Brei hatte mit den roten Früchten nicht viel gemeinsam. Sie schüttelte sich ein wenig, als sie den ersten Schluck noch in der Küche trank. „Jeder Drink nur 185 Kalorien", stand auf der Packung unter dem Photo des attraktiven Mädchens, das man auf der Dose abgebildet hatte. Ob die sich vielleicht ausschließlich von Ultima-Schlank-Drinks ernährte?

Heike erschauerte. War das der Preis, den es zu bezahlen galt? Lebenslang dazu verurteilt zu sein, flüssige synthetische Erdbeeren zu trinken? Nun gut, wenn das der Preis war, würde Heike ihn bezahlen.

Sie zog sich ins Wohnzimmer zurück und ließ sich auf die Couch fallen. Selten hatte sie sich so schlapp und kraftlos gefühlt wie in letzter Zeit. Von der agilen, tatkräftigen Frau, die Heike noch vor fünf Jahren war, war nicht mehr viel zu sehen.

Sie schlug eines der Photoalben auf, das sie in den letzten Tagen immer öfter zur Hand genommen hatte. Sie erinnerte sich: Die erste gemeinsame Reise mit Michael - wie hatte es ihr damals in Costa Rica gefallen! Die aufregende Tour mit dem Schlauchboot auf dem Dschungelfluß, die völlig zerstörte Frisur, der wunderschöne Abend in dem kleinen Restaurant am Strand. Ja, der Strand - damals hatte sie noch dieses winzige Etwas von einem Bikini getragen. Heike betrachtete das Photo ganz genau. Sie sah diese lachende junge Frau vor dem Surfboard stehen. Es schien ihr, als könnte sie sogar Ansätze von Bauchmuskulatur sehen. Heike mußte schlucken. Wie hatte sie sich verändert. Sie spürte einen Kloß im Hals und hatte das Gefühl, weinen zu müssen.

Heike klappte das Album zu und ging ins Bad. Sie holte sich ein Taschentuch und schneuzte sich heftig die Nase.

„Kein Problem“, murmelte sie. „Schließlich bin ich dabei abzunehmen, und die ersten sieben Pfund habe ich ja auch schon runter. Wenn ich mich nur nicht so schlapp fühlen würde.“ Sie warf das Papiertaschentuch in die Toilettenschüssel, als das Telefon klingelte. Sie lief schnell ins Wohnzimmer, um zu verhindern, daß sich ihr Anrufbeantworter nach dem dritten Klingeln einschaltete. Es hatte gerade das zweite Mal geklingelt, als Heike den Hörer abnahm.

„Feldmann“, meldete sie sich.

„Heike, bist du es?“ tönte es aus der Leitung.

Heike war irritiert. Sie konnte die Stimme, zumindest im Moment, nicht zuordnen.

„Ja – mit wem spreche ich denn?"

„Hier ist Veronika. Erinnerst du dich an mich? Veronika Bauer."

Heike hätte die Frage beinahe verneint, als es ihr plötzlich blitzartig einfiel. Veronika Bauer – war das nicht eine ehemalige Arbeitskollegin von Martina gewesen? Wenn sie sich richtig erinnerte, dann hatten sie sich vor Jahren auf einer Party kennengelernt.

„Wir kennen uns durch Martina, richtig?" fragte Heike immer noch etwas unsicher.

„Genau", antwortete Veronika. „Ich hatte schon Angst, daß du dich nicht mehr an mich erinnerst."

„Aber natürlich erinnere ich mich!" Heike hatte ihre Sicherheit zurückgewonnen. „Das ist aber nett, daß du dich einmal meldest." Heike hatte sich zwar nie für Veronika interessiert, aber im Moment war sie für jede Ablenkung dankbar.

„Oh schön, ich freue mich auch, daß ich dich erreicht habe." Veronika machte eine Sprechpause. Für einige Sekunden schien die Leitung tot zu sein.

„Veronika – bist du noch da?" Heike preßte den Hörer dichter ans Ohr. Zunächst vernahm sie nur schweres Atmen, doch dann drang ein heftiges Schluchzen aus dem Hörer an ihr Ohr.

„Heike", schluchzte Veronika, „ich bin ja so froh, daß ich dich erreicht habe. Mir geht es katastrophal, und ich habe niemanden, bei dem ich mich aussprechen kann. Glaube mir, ich weiß nicht mehr, was ich tun soll. Du bist die einzige Person, die mir eingefallen ist, die mir vielleicht helfen kann."

Wenn Heike schon alleine durch den Anruf einer entfernten Bekannten, die sie gute acht Jahre nicht mehr gesehen hatte, verwirrt war, dann war sie nun gänzlich irritiert.

„Was hast du denn?" fragte sie, nachdem aus der Leitung nur noch ein unterdrücktes Schluchzen drang.

Veronika schien darauf nicht antworten zu wollen. „Können wir uns treffen?" schluchzte sie statt dessen.

Das hatte Heike gerade noch gefehlt. Selbst in einer fürchterlichen Verfassung mit immer noch gut zwölf Kilo Übergewicht ohne jede Energie eine offensichtlich hysterische Ex-Freundin einer Ex-Arbeitskollegin trösten zu müssen. „Du,Veronika, das ist momentan etwas schwierig“, begann Heike vorsichtig, um keinen neuen Weinanfall bei ihrer Gesprächspartnerin auszulösen.

Aber Veronika reagierte nicht. Sie weinte nicht. Sie schluchzte nicht. Sie sagte nichts. Sie schien nicht einmal mehr zu atmen.

„Veronika, bist du noch da?“ Heike lauschte in den Hörer hinein.

„Ja, Heike, ich bin noch da“, meldete sich die Ex-Freundin der Ex-Arbeitskollegin, „aber ich bitte dich wirklich darum. Du mußt mir helfen! Ich weiß nicht mehr aus noch ein. Ich hätte dich sonst nicht angerufen. Bitte laß mich zu dir kommen. Nur auf ein paar Minuten. Bitte!“

Heike fühlte sich überfahren. Schließlich hatte sie ein Anrecht darauf, ungestört mit ihren eigenen Problemen zu sein.

„Also gut“, murmelte sie. „Wann möchtest du denn kommen?“

„Am besten sofort. Geht das?“

Heike hatte sich vollends in ihr Schicksal ergeben. „Nun gut, aber gib mir ein paar Minuten, ich muß noch ein paar Dinge in Ordnung bringen.“

Nachdem Heike Veronika den Weg dreimal erklärt und man sich auf ein Treffen um 16.00 geeinigt hatte, legte Heike den Hörer auf. Mein Gott, was war nur mit dieser Veronika los? Heike sah auf die Uhr. 14.34. Es blieben ihr also knapp anderthalb Stunden, ihre Wohnung aufzuräumen und sich selbst in Form zu bringen. Für ihre Wohnung würde Sie zirka eine Stunde benötigen, für sich selbst noch mindestens weitere sechs Wochen, schätzte Heike. Na gut, sie würde das schwarze Kleid anziehen, da sah sie eigentlich immer noch recht passabel aus. War diese Veronika im übrigen nicht ohnehin recht dick gewesen? Ja, das war sie. Zumindest hatte Heike das vor acht Jahren so empfunden. Was sie wohl damals von jemandem gedacht hätte, der so aussah wie sie heute? Heike begann hektisch ihre Wohnung aufzuräumen. Danach stürzte sie ins Bad, um sich umzuziehen.

Sie war kaum fertig, als es auch schon an der Tür klingelte. Heike sah auf die Uhr. 15.55. Sie schnaufte. Wenn sie etwas mehr haßte, als jemanden, der zu spät kam, dann waren es Mitmenschen, die zu früh zu einem Treffen erschienen. Ein letztes Zupfen an der Frisur, dann öffnete Heike die Haustür - und fiel fast in Ohnmacht vor Schreck.

Die Frau vor der Haustür konnte nicht Veronika sein, das war ihr sofort klar. Was da vor ihr stand, war die fleischgewordene Verkörperung der Fast-food-Gesellschaft. Wenn Heike sich jemals als fett empfunden hatte, dann fühlte sie sich jetzt geradezu dürr. Die Frau, die vor ihr stand, war einfach unglaublich fett. So fett, daß Veronika sich fragte, wie sie es überhaupt schaffen konnte, zu gehen, oder auch nur aus eigener Kraft stehenzubleiben und diesen gewaltigen Leib auszubalancieren.

„Hallo Heike! Schön, daß du Zeit für mich hast."

Heike wurde aus ihrer Erstarrung gerissen.

„Hallo Veronika", stammelte sie. „Komm doch herein." Heike beeilte sich, die Haustür völlig aufzureißen und drückte sich dicht an die Wand des schmalen Flurs. Veronika stapfte an ihr vorbei und ließ sich - von Heike dazu aufgefordert - auf der Couch nieder.

„Du siehst, ich habe da ein gewisses Problem", begann Veronika zu erzählen.

Heike nickte. So sehr sie sich auch bemühen würde, es war einfach unmöglich, Veronikas nur allzu deutlich sichtbares Problem herunterzuspielen. Ein „Ach was, du siehst doch gut aus" oder ein „Schließlich zählen die inneren Werte" war in diesem Fall einfach unmöglich. So nickte Heike nur und war ansonsten sprachlos.

„Heike, ich bin einfach verzweifelt. Ich weiß nicht mehr ein noch aus. Ich traue mich normalerweise nicht einmal mehr aus dem Haus. *Ich wiege 102 Kilogramm,* und ich weiß nicht, was ich tun soll."

Heike dachte: „Du solltest eine Diät machen", aber das sagte sie nicht. Vielmehr starrte sie Veronika nur an und nickte.

„Ich habe Dutzende von Diäten hinter mir und mehr als genügend Trainingsgeräte für eine Olympiamannschaft zu Hause", fuhr Veronika fort. „Ich habe gefastet, bis ich fast ins Koma fiel, und habe wochenlang nur Ananas gegessen, bis mir das Zahnfleisch blutete. Aber sieh mich an – ich habe es nicht geschafft. Ganz im Gegenteil, ich bin immer fetter geworden. Und das schlimmste ist", Veronika beugte sich mit einem leisen Schnaufen nach vorne, „das schlimmste ist, daß ich jedes bißchen Selbstvertrauen verloren habe und dabei bin, mich aufzugeben."

Heike beugte sich zu Veronika und streichelte ihr über die mächtige Schulter. „Das darfst du nicht", sagte sie. „Du darfst dich nicht aufgeben. Wenn du es wirklich willst, dann wirst du es schaffen."

Veronika lächelte. „Heike, das ist lieb von dir, aber du weißt nicht, wie schlecht man sich fühlt, wenn man so angestarrt wird wie ich. Wenn man sich kaum noch aus dem Haus traut. Wenn die Leute tuscheln, wenn man einkaufen geht. ‚Seht mal, was die Dicke alles einkauft.' Du weißt nicht, wie schwer es ist abzunehmen. Sieh dich doch nur an! Du hast eine großartige Figur, du mußt dir keine Sorgen machen, ob und was du essen kannst."

Heike lächelte unsicher. Ob sie ihr sagen sollte, daß sie vor Stunden noch wegen ihrer eigenen Figur leise geweint hatte? Sollte sie mit Veronika gemeinsam in die Küche gehen, die Schränke aufreißen und auf ihre Ultima-Schlank-Drink-Portion mit Erdbeergeschmack zeigen? Oder sollte sie es einfach genießen, daß sie gegen diese Veronika aussah wie ein Püppchen?

Heike beschloß, erst einmal gar nichts zu tun. Vielmehr nickte sie Veronika noch einmal aufmunternd zu. Darauf schien Veronika nur gewartet zu haben.

„Heike", begann sie erneut, „ich hoffe deshalb auch, daß du mir helfen kannst. Du hast keine Figurprobleme, und ich hoffe, du kannst mir ein paar Tips geben. Wie machst du es, so schlank zu bleiben?“

Das war zu viel für Heike. Sie atmete tief durch. Nein, es half nichts. Sie konnte nicht die Fitneß-Queen in ihrem schwarzen Hauskleid spielen und so tun, als hätte sie keine Figurprobleme. Schließlich wußte sie selbst am allerwenigsten, was zu tun war, um wieder in Form zu kommen. So atmete Heike noch einmal kräftig durch, bevor sie begann, Veronika ihr Herz auszuschütten. Sie berichtete von ihrer momentanen Verfassung, von vielen vergeblichen Schlankheitskuren, von nicht mehr passenden Bikinis und von ihrer fürchterlichen Mattigkeit.

Anfangs hatte Veronika versucht, Heike zu unterbrechen, doch je länger Heike sprach, desto mehr hielt sie sich zurück.

„Und mich willst du um Rat fragen?“ sagte Heike schließlich. „Wenn du jemanden gefunden hast, der dir helfen kann, dann schicke ihn sofort zu mir – ich habe es nämlich auch verdammt nötig.“

Die beiden Frauen sahen sich an. Lange sagte keine der beiden etwas. Schließlich begann Veronika zu lächeln. Zuerst war es ein schwaches Lächeln, das ihre Mundwinkel anzuheben begann. Dann zuckte ihr Mund stärker, und Veronika begann heftig zu lachen.

„Und dich wollte ich um Rat fragen!“

Heike starrte Veronika an, doch Sekunden später mußte auch Heike laut lachen. Noch immer lachend, stand Heike schließlich auf und bat Veronika, ihr in die Küche zu folgen. „Schau her“, lachte sie noch immer, „wovon dein Vorbild sich ernährt.“ Sie riß die rechte Schranktür eines Küchenschrankes auf. Ein gutes Dutzend Ultima-Schlank-Drinks mit Erdbeergeschmack standen dort sauber aufgereiht.

Nachdem beide Frauen noch minutenlang weitergelacht hatten, zogen sie sich beide wieder ins Wohnzimmer zurück.

„Und du hast mit dem Zeug abgenommen?“ fragte Veronika anschließend.

„Ja, sieben Pfund in acht Tagen."

„Nun, das ist ja nicht schlecht", nickte Veronika anerkennend.

„Schon", sagte Heike, „aber ich hasse das Zeug. Außerdem habe ich eine ähnliche Prozedur schon einmal durchgestanden, und ruck-zuck hatte ich mein altes Gewicht wieder. Aber ich will einfach etwas unternehmen, denn ich ertrage mich so nicht mehr", ergänzte Heike.

Veronika kicherte: „Dann geht es dir ja wirklich genau wie mir – allerdings auf einem anderen Niveau. Du Heike, ich freue mich wirklich, daß ich dich angerufen habe. Gemeinsam läßt sich sicherlich leichter etwas unternehmen."

Heike lächelte: „Du, ich freue mich auch, daß du dich gemeldet hast. Es wäre doch gelacht, wenn wir gemeinsam unser Problem nicht in den Griff bekämen! Außerdem ist geteiltes Leid halbes Leid."

Veronika lächelte Heike an: „Paß aber auf, daß du dich an meiner Hälfte nicht verhebst."

An diesem Tag beschlossen beide Frauen, etwas in ihrem Leben auf Dauer zu verändern. Sie beschlossen, nicht mehr dick zu sein. Im Moment wußte zwar weder Veronika noch Heike, was zu tun war, aber beide ahnten, daß sie es bald herausfinden würden.

Kapitel 2

Warum Ihre Waage nicht das verrät, was Sie wissen müssen

Wie hat Ihnen das erste Kapitel gefallen? Kennen Sie vielleicht jemanden, dem es genauso geht? Oder haben Sie sich sogar selbst in einigen Punkten erkannt? Wenn ja, dann geht es Ihnen so wie rund der Hälfte aller Deutschen, die übergewichtig sind. Rund 16 Prozent sind nach medizinischen Maßstäben sogar krankhaft fettleibig – adipös, wie der exakte medizinische Begriff lautet.

Jeder zweite Deutsche ist also zu fett. Eigentlich merkwürdig. Denken Sie einmal darüber nach. Die Diätindustrie – Hersteller von Nahrungspräparaten, kalorienreduzierten Menüs, faserhaltigen Tabletten, Appetitzüglern, Light-Produkten, Ultralight-Produkten und allerhand anderen Wundermitteln – boomt. Und was ist das Ergebnis? Die Deutschen werden von Jahr zu Jahr fetter. Jede Frauenzeitschrift stellt alle paar Monate die absolute Wunderdiät vor, mit dem Ergebnis, daß die durchschnittliche Kleidergröße der Leserinnen dieser Zeitschriften konstant größer wird. Woran liegt das?

Mir sind nur zwei mögliche Gründe eingefallen:

Möglichkeit 1: *Es macht keiner die vorgeschriebenen Diäten. Es kauft niemand die großartigen Wundermittel der Diätindustrie.*

Möglichkeit 2: *Diäten funktionieren nicht.*

Wenn Ihnen eine weitere Möglichkeit einfällt, dann lassen Sie es mich wissen. Ach ja, aber kommen Sie mir bitte nicht wie die Diätindustrie damit, daß Sie mir erklären wollen: „Die Diäten und auch die großartigen Präparate sind es nicht – sondern die inkonsequenten und willensschwachen Dicken. Die halten das hervorragende System, das wir anbieten, nur einfach nicht durch."

Meine Antwort: „Jeder, der ihr Produkt kauft und ihre Diäten beginnt, beweist alleine schon damit, daß es ihm ernst ist abzunehmen." Er hat also sehr wohl den Willen, an sich zu arbeiten und seine Figur zu verbessern. Und daß diese Produkte sehr wohl gekauft werden, das kann wohl niemand übersehen. Wir haben es mit einer Milliarden-DM-Industrie zu tun, die von Jahr zu Jahr immer mehr wächst, während ihre Kunden von Jahr zu Jahr fetter werden. Toll, nicht?

Ich sage Ihnen meine Meinung: Möglichkeit 2 ist es. Diäten funktionieren nicht. Sie können auch gar nicht funktionieren, denn sie sind schon vom Ansatz her völlig unsinnig und unhaltbar. Warum, erkläre ich Ihnen noch im Detail. Aber bevor ich Ihnen eine exakte Erklärung dafür gebe, warum Diäten nicht funktionieren können, bitte ich Sie, Ihren eigenen kritischen Verstand einzusetzen. Beurteilen Sie die Dinge nach dem Ergebnis, und das beweist es überdeutlich: Diäten funktionieren nicht. Punkt.

Sie glauben mir nicht? Schauen Sie sich um. Wer macht Diäten? Schlanke oder Dicke? Dicke machen Diäten. Wenn Diäten der richtige Weg wären, dann müßten doch die Schlanken, die ja zugegebenermaßen keine Diäten machen, permanent mit ihrem Gewicht kämpfen. Und die Dicken, die ja die ach so gute Diätformel für sich entdeckt haben, müßten schon bald schlank werden. Ja, das müßten sie, wenn – ja, wenn Diäten funktionieren würden. Aber sie funktionieren nicht. Ganz im Gegenteil.

Machen Sie sich eines klar: Sie sind fett und dick (wenn Sie es denn sind), weil Sie sich verhalten, wie jemand, der fett und dick ist.

Und Dicke machen Diäten. Wenn Sie schlank sein wollen, dann müssen Sie sich wie jemand verhalten, der schlank ist.

Ich weiß, daß Sie das wahrscheinlich verwirrt. Aber wenn Sie mir nicht glauben können, weil Sie schon zu sehr an die Diätlüge glauben, dann benützen Sie Ihren eigenen Verstand. Schauen Sie sich um, und werden Sie kritisch, und glauben Sie nicht alles, was Ihnen die Diätindustrie erzählt. Nehmen Sie Ergebnisse als Maßstab, und vertrauen Sie Ihrem eigenen Urteilsvermögen.

Sie werden auf den nachfolgenden Seiten, unterbrochen von den Erlebnissen der noch dicken Veronika und der vollschlanken Heike, erfahren, warum die meisten Ansätze der Diätindustrie auch schon wissenschaftlich längst überholt sind. Sie werden erfahren, wie Sie Ihre Figur Schritt für Schritt verbessern und gleichzeitig mehr und mehr Energie und Lebensfreude gewinnen können.

Bevor wir aber so richtig in die Praxis einsteigen, sollten Sie verstehen, wie dieser zweite Teil des Buch aufgebaut ist und worauf Sie achten sollten.

Wie Sie wahrscheinlich schon bemerkt haben, unterscheidet sich dieses Buch nämlich recht deutlich von anderen Büchern zum Thema Schlankheit. So sind alle ungeraden Kapitel des zweiten Teils in Form einer Geschichte geschrieben. Alle geraden Kapitel dagegen versorgen Sie zusätzlich mit den notwendigen Hintergrundinformationen, die Sie wissen müssen.

Ich empfehle Ihnen allerdings dringend, das Buch in der üblichen Weise – also von vorne nach hinten – zu lesen und weder einzelne „Geschichtenteile“ noch die „Hintergrundinformationen“ zu überspringen.

Im übrigen halte ich es für unglaublich wichtig, daß Ihnen das Buch Spaß macht und Sie auch mit Spaß an die Herausforderung, auf Dauer schlank zu sein, herangehen.

Sind Sie soweit? Sehr gut, dann los.

Das nachfolgende Konzept, das ich Ihnen vorstelle, wurde 1997 vom Medi-Check Institute in Florida entwickelt und unterteilt sich grob in fünf Bereiche:

Bereich 1: *Körperanalyse*

Bereich 2: *Mentale Unterstützung: das A. O. S. P.-System*

Bereich 3: *Ernährungsoptimierung*

Bereich 4: *Fettabbau und Stoffwechselanregung*

Bereich 5: *Verändertes Eßverhalten*

In diesem Teil des Buches – also Teil 2 – beschäftigen wir uns mit den Bereichen 1, 3 und 4. Die Bereiche 2 und 5 werden dagegen im ersten Teil des Buches behandelt. Vielleicht haben Sie diesen ersten Teil gemäß der Empfehlung im Kapitel „Was Sie erwartet, und wie Sie das Beste aus diesem Buch machen" schon gelesen. Vielleicht haben Sie aber auch direkt mit diesem zweiten Teil begonnen, weil der mentale Teil für Sie auf den ersten Blick nicht so wesentlich erscheint. Gut, dann beschäftigen Sie sich mit den Punkten 1, 3 und 4 gemäß diesem Buchabschnitt zuerst, und lesen Sie eben den ersten Teil im Anschluß.

Wenden wir uns zunächst einmal dem ersten Bereich, der *Körperanalyse*, zu.

„Oh, das geht bei mir schnell", werden Sie vielleicht denken. „Da gibt's nicht viel zu analysieren. Ich bin zu dick, und ich muß abnehmen. Thema erledigt, nächster Punkt."

Na gut, wenn Sie es sagen. Selbstkritisches Verhalten ist grundsätzlich sicherlich auch in Ordnung. Aber trotzdem – abgehakt ist der Bereich Körperanalyse damit noch lange nicht. Bevor Sie jetzt allerdings ins Badezimmer laufen und glauben, Sie könnten Ihren Ist-Zustand mit der Waage messen, muß ich Sie enttäuschen. Vergessen Sie Ihre Waage. Ihr Gewicht sagt nämlich nichts über Ihre Figur aus. Sie glauben mir nicht? Na gut, ich werde Sie also überzeugen müssen.

Was können Sie mit der Waage messen? Ihr Gewicht. Ihre Waage zeigt Ihnen also, wie schwer Sie sind. Großartig. Sie wissen jetzt, wie schwer Sie sind. Meine Frage ist: Was nützt Ihnen das?

Lassen Sie mich deutlicher werden. Sind Sie sportlich interessiert? Sind Sie vielleicht sogar begeisterter Boxfan? Nun, egal. In jedem Fall sollten Sie sich einmal einige Boxer anschauen. Da gibt es Männer (neuerdings auch Frauen), die in unterschiedlichsten Gewichtsklassen boxen. Sie werden mir recht geben: Die meisten dieser Boxprofis sind zumindest körperlich in sehr guter Verfassung.

Nein, nein, Sie sollen natürlich kein Boxer werden! Warten Sie noch ein paar Zeilen, und Sie erkennen, worauf ich hinauswill.

Obwohl die meisten Boxer in ähnlich optimaler Form antreten, gibt es doch einen wichtigen Unterschied: So gibt es Kämpfer, die bei einer Größe von 180 Zentimetern im Mittelgewicht bis 75 Kilogramm oder im Schwergewicht um die 100 Kilogramm, also in völlig unterschiedlichen Gewichtsklassen, antreten. Es gibt also Menschen, die anscheinend bei einer Körpergröße von 180 Zentimetern mit einem Gewicht von rund 75 Kilogramm optimal durchtrainiert sind, und andere Menschen, die bei der gleichen Körpergröße eben mit 100 Kilogramm ihre optimale Form erreichen.

Verstanden? Ich wiederhole es trotzdem noch einmal: Wenn Sie Trainer einer Boxmannschaft wären, dann wäre es für Sie am wichtigsten, daß Ihre Kämpfer in der bestmöglichen Verfassung antreten. Das würde bei manchen Kämpfern bei einer Körpergröße von 180 Zentimeter eben 75 Kilogramm bedeuten, bei einem anderen Boxer würden 75 Kilogramm dagegen bei gleicher Körpergröße dazu führen, daß er geradezu unterernährt aussähe und sich auch so fühlen würde. Er erreicht eben seine optimale Form bei 100 Kilogramm Körpergewicht.

Und jetzt stellen Sie sich vor, jemand meint, eine Tabelle erstellen zu können, die anhand der Angaben von Ihrer Körpergröße und Ihrem Gewicht etwas über Ihre körperliche Verfassung aussagt. Vergessen Sie es. Es gibt keine Tabelle, die Ihnen sagen kann, wieviel Sie wiegen müssen!

„Ja, schön und gut, aber ich bin ja kein Boxer", werden Sie vielleicht einwerfen.

Na und, kann ich Ihnen dazu nur sagen: Sie sind ein individueller Mensch mit einer individuellen Figur und individuellen Anlagen, und das für Sie optimale Gewicht kann für einen anderen Menschen bei gleicher Größe eben nicht ideal sein.

Wären die beiden erwähnten Boxer keine Sportprofis, was wäre dann? Glauben Sie, dann müßten die beiden das gleiche Gewicht haben, um gut auszusehen? Vergessen Sie es. Beide Typen haben verschiedene Anlagen und werden entsprechend auch immer unterschiedlich schwer sein, wenn sie in optimaler körperlicher Form sind.

Machen Sie sich also klar: Ihr Gewicht ist weder der Maßstab für Ihre Fitneß noch für Ihre optische Erscheinung.

Also weg mit der Waage. Statt dessen benutzen Sie künftig besser Ihren Spiegel. Und glauben Sie mir, wenn Sie Ihre Waage als grausam empfunden haben, dann werden Sie Ihren Spiegel anfänglich auch nicht gerade lieben. Aber nur Mut. Ziehen Sie die Vorhänge zu und sich aus. Aber machen Sie das Licht an, und stellen Sie sich vor den Spiegel. Benützen Sie dafür den größten Spiegel in Ihrem Haus. Betrachten Sie Ihren ganzen Körper.

Hey! Sie sollen aufhören zu lesen. Betrachten Sie sich im Spiegel, jetzt gleich!

Wissen Sie, warum die meisten Bücher in Wirklichkeit keine Erfolge auslösen? Weil Bücher die Leser nicht wirklich zur Aktivität bringen. Bei den von uns durchgeführten Seminaren ist deshalb auch das aktive Erkennen und Anwenden vieler Techniken ein wichtiger Bestandteil. Allerdings ziehen wir uns in den Seminaren nicht aus.

Nun ja. Wieder zu Ihnen. Wenn Sie vor dem Spiegel stehen, schauen Sie sich kritisch an, wie ein Bildhauer einen Marmorblock betrachtet. Überlegen Sie sich, welche Regionen Ihres Körpers Sie sich anders vorstellen und wo Ihre Ziele liegen. Wie wollen Sie aussehen? Die meisten, die ich auf den Seminaren danach frage, sagen lediglich: „Na ja, ich möchte nicht mehr fett sein!"

Gut, aber was wollen Sie statt dessen sein? Wie wollen Sie konkret aussehen? Sie müssen wissen, wie Sie aussehen wollen, damit Sie Ihre Ziele erreichen können.

Sie gefallen sich nicht? Nun, das ist prächtig, denn nur dann werden Sie etwas ändern. Übrigens sollten Sie sich klarmachen, daß es wenig sinnvoll ist, wenn Sie einfach sagen: „Nun gut, ich möchte aussehen wie Cindy Crawford." Schaffen Sie sich Ihr eigenes Ideal, und laufen Sie nicht kritiklos den von den Medien inszenierten Idealen hinterher. Nur wenige Mädchen sehen aus wie Cindy Crawford. Aber Tausende Mädchen sehen schlechter aus, als sie aussehen könnten, nur weil sie einem bestimmten Ideal hinterherlaufen und dadurch ihre eigenen Anlagen übersehen. Ich bin der Meinung, es ist besser, das beste Lieschen Müller zu sein, das man sein kann, als eine zweitklassige Cindy-Crawford-Kopie.

Natürlich sollen Sie toll aussehen. Und das kann Ihnen auch sicherlich gelingen. Aber ich empfehle Ihnen, das Beste aus Ihren eigenen Anlagen zu machen.

Sind Sie als Mann sehr kräftig und muskulös? Millionen Männer werden Sie beneiden. Wenn es aber Ihr Ideal ist, eine Figur zu haben wie Barischnikow, dann wird das schwierig für Sie werden.

Sind Sie als Frau eher vollbusig? Hunderttausende Frauen würden vermutlich gerne mit Ihnen tauschen. Aber wenn Twiggi Ihr Ideal ist, dann wird Sie das kaum trösten.

Ich meine damit nicht, daß Sie nicht an sich arbeiten sollen! Ganz im Gegenteil, ich möchte Sie auffordern, die beste Persönlichkeit zu sein, die Sie sein können – aber befreien Sie sich von Pseudoidealen. Leider habe ich den Namen der in den Medien schon des öfteren gezeigten US-Amerikanerin vergessen, die sich mehrfach hat operieren lassen, um genauso auszusehen wie eine Barbie-Puppe. Ich finde das traurig, ist sie doch wohl das extremste Beispiel, um zu zeigen, wie man erfolgreich seine eigene Persönlichkeit opfern kann und sich selbst zu einem Püppchen degradiert. Sie sollten sich von derartigen Idealen befreien.

Also noch einmal die Frage: Wie wollen Sie aussehen? Wissen Sie es jetzt? Sie sollten sich darüber klar werden. Denn nur wenn Sie wissen, wie Sie aussehen wollen, haben Sie auch eine Chance, Ihr Ziel zu erreichen. Einfach nur zu sagen: „Ich möchte toll aussehen“, erinnert an den Mann, der zum Bahnhof geht und eine Fahrkarte verlangt. Auf die Frage des Schalterbeamten, wohin er denn wolle, antwortet er: „Dahin, wo es schön ist.“ Im besten Fall kommen Sie an dem Ort an, von dem der Schalterbeamte meint, daß es dort schön sei. Lassen Sie so etwas nicht zu. Erkennen Sie für sich, wie Sie aussehen wollen, und befreien Sie sich von gesellschaftlichen Zwängen. Derart ihrer gesellschaftlichen Vorgaben beraubt, fällt es vielen Menschen allerdings schwer, diese Frage zu beantworten. Also noch einmal: Wie möchten Sie aussehen?

„Nun ja, ich möchte 60 Kilo wiegen.“

Pah! Wie ist diese Antwort? Sie ist nicht besonders gut. Schon vergessen? Die Waage verrät nichts über Ihre Figur, und 60 Kilo können viel oder wenig sein.

„Na gut“, sagen Sie, „dann möchte ich Größe 38 tragen können.“

Schon besser. Aber glauben Sie mir, auch das ist keine Garantie dafür, wirklich schlank, gesund und fit zu sein. Aber gut, wenn Sie einen Maßstab brauchen, an dem Sie sich messen können, und es Ihnen einfach nicht reicht, in den Spiegel zu schauen, dann gebe ich Ihnen eine Empfehlung: Lassen Sie Ihre Körperzusammensetzung messen. Erfahren Sie, wieviel Prozent Ihres Körpers aus Fett bestehen.

Wenn Sie es also ganz genau wissen wollen, dann lassen Sie sich Ihren Körperfettanteil messen.

Dafür gibt es mehrere Verfahren. In Deutschland hat sich die sogenannte *Bioimpedanz-Messung* ziemlich durchgesetzt. Das

Medi-Check Institute dagegen bevorzugt die NEAR-*Infrarot-Messung*. Welches Verfahren Sie auch immer benutzen, Sie erfahren das erste Mal einen Wert, mit dem Sie etwas anfangen können, wenn Sie Ihre Figur gezielt verbessern wollen. Allerdings empfehle ich Ihnen, die Messung professionell durchführen zu lassen. Die inzwischen in manchen Versandhauskatalogen angebotenen Waagen mit integrierter Fettmessung sind leider zu wenig aussagekräftig. Messen sie doch kein Fett, sondern lediglich den elektrischen Widerstand des Körpers, um dann aus diesem Wert den Fettgehalt zu berechnen.

Finden Sie also einen Arzt, der über ein hochwertiges Gerät verfügt, oder fragen Sie bei Sporthochschulen nach, oder wenden Sie sich an die deutsche Tochtergesellschaft des Medi-Check Institutes. Die Adresse finden Sie am Ende des Buches.

Wo und durch wen Sie Ihren Körperfettanteil messen lassen – Voraussetzung ist, es wird richtig gemacht –, ist egal. Aber lassen Sie es machen. Lassen Sie Ihr Körperfett messen. Denn das Fett ist es, was Sie loswerden wollen. All das häßliche Fett, das in Wülsten an Ihnen herunterhängt (wenn es schon sehr viel ist) oder das sich wie ein Ring da angesammelt hat, wo einmal Ihre Hüften waren. Oder das, was beim Mann Ihrer Nachbarin die Knöpfe der Weste seines Anzugs auf eine harte Bewährungsprobe stellt. Es ist das Fett, das Sie los sein wollen, oder? Wenn Sie sich aber wiegen – ich komme noch einmal auf das Wiegen zurück, weil es sich als Meßinstrument für unsere Figur nun einmal eingebürgert hat –, dann wiegen Sie zwar auch Ihr Fett, aber eben auch Ihre Knochen, Ihre Organe, Ihre Muskeln, anderes fettfreies Gewebe und schließlich die Körperflüssigkeiten.

Erlauben Sie mir, daß ich penetrant bin. Was möchten Sie denn nun reduzieren? Ihre Knochen vielleicht, oder Ihre Muskeln oder Ihre Körperflüssigkeit? Tatsächlich gibt es Anbieter von Entwässerungstabletten, die damit werben, daß Sie schnell an Gewicht verlieren, wenn Sie nur genügend Wasser (Körperflüssigkeit) loswerden, und Ihrem Traumgewicht dadurch sehr schnell näherkommen werden. Wenn Ihnen das System gefällt, dann gebe ich Ihnen folgenden Tip: Gehen Sie doch einfach zum Blutspenden. Wenn Sie genug Blut abgeben, sind Sie - schwupp! - sofort leichter. Oder lassen Sie sich doch einfach per Operation drei bis vier Kilogramm Muskulatur entfernen und - oh Wunder - schon wieder sind drei bis vier Kilo weniger auf der Waage zu sehen. Großartig, nicht wahr?

Ist es das, was Sie wollen - leichter sein? Nein, Sie wollen eine bessere Figur haben und sich besser fühlen. Und dafür muß das Fett weg. Was das Zeug wiegt, ist eigentlich völlig egal.

Übrigens ist der Vorschlag mit der Muskelreduzierung per Operation gar nicht so abwegig. Denn genau das tun Sie im Zuge einer der üblichen Diäten. Sie reduzieren Ihre Muskulatur. Aber dazu später.

Warum ich Ihnen darüber hinaus empfehle, Ihren Körperfettanteil messen zu lassen?

„Ich weiß eh, daß es mehr ist, als es sein sollte", werden Sie vielleicht sagen. Dafür hat der Spiegel schon gereicht. Aber es gibt noch einen weiteren sehr wichtigen Grund, Ihren Körperfettanteil messen zu lassen. Denn Sie können, wenn Sie in einigen Wochen erneut eine Messung durchführen lassen, sehr genau feststellen, wie sich Ihre Körperzusammensetzung verändert. Sie können dann wirklich feststellen: „Ja, ich bin schon x Prozent von dem häßlichen wabbeligen Fett losgeworden, das meine gute Figur verdeckt." Und genau das zeigt Ihnen, daß Sie auf dem richtigen Weg sind. Genau aus diesem Grund ist eine Körperfettmessung mit einer anschließenden Analyse auch ein wichtiger Bestandteil unseres Systems, denn Sie können jederzeit feststellen, auf welche Weise sich Ihr Körper verändert.

Sie müssen Fett loswerden, wenn Sie besser aussehen wollen. Ich werde Ihnen später genau erklären, wie Sie gezielt Fett loswerden und warum Diäten eben nicht funktionieren.

Sind Sie bereit? Gut, dann ziehen Sie sich wieder etwas an, und lesen Sie weiter.

Bevor wir uns damit beschäftigen, wie Sie Ihr Fett reduzieren, erlauben Sie mir, Ihnen zu erklären, wofür Körperfett gut ist und warum es der Körper so bereitwillig speichert.

Zunächst einmal benötigt Ihr Körper in der Tat eine gewisse Menge an Fett, um beispielsweise Organe zu schützen. Ferner dient es als Kälteisolierung. Es ist allerdings sehr unwahrscheinlich, daß Sie sich Gedanken machen müssen, unter Umständen schon morgen zu wenig Körperfett zu haben. Bis auf einige wenige Extremsportler, vor allen Dingen Bodybuilder in der unmittelbaren Wettkampfphase, gibt es kaum Menschen mit zu wenig Körperfett. Ja, selbst Ihr dürrer Neffe mit den eingefallenen Wangen dürfte noch über ausreichend Körperfett verfügen.

Sie wollen es genau wissen? Also gut, man spricht heute davon, daß Männer nicht unter sechs Prozent und Frauen nicht unter acht Prozent Körperfett haben sollten.

Kennen Sie Ihren Wert? Wenn ja, dann dürfte Ihnen klargeworden sein, daß Sie wahrscheinlich nicht unmittelbar gefährdet sind. Die Durchschnittsfrau im deutschsprachigen Raum trägt im übrigen zwischen 25 und 30 Prozent Körperfett mit sich herum. Der Durchschnittsmann (Männer haben von Haus aus etwas weniger Körperfett) in der gleichen Region besteht immerhin noch zu 22 bis 26 Prozent aus Fett.

Merken Sie sich bitte: Ganz ohne Fett geht's nicht, aber zuviel ist nicht nur häßlich, sondern auch ungesund. So weiß man heute, daß zahlreiche gesundheitliche Probleme wie Gallenwegserkrankungen, Diabetes, Hypertonie und Skeletterkrankungen eindeutig in Zusammenhang mit einem zu hohen Körperfettanteil stehen. Die Gefahr, zu wenig Fett zu haben, besteht dagegen praktisch nicht.

In Ordnung, Sie gestehen Ihrem Körper also seine sechs bzw. acht Prozent zu. Außer der Tatsache, daß Sie sich vielleicht wirklich als zu schlank empfinden würden – lachen Sie nicht, acht Prozent ist wirklich enorm wenig –, würde Ihr Körper damit ja auch blendend zurechtkommen. Er würde weiterhin prima funktionieren. Sie würden unglaublich aussehen und nur mehr im bauchfreien T-Shirt herumlaufen, und Sie hätten statt mit dem Körperfett nur mit unerhört neidischen Blicken zu kämpfen.

Nun, zugegeben, das wäre toll. Es stellt sich also die Frage: Warum versucht der Körper, permanent Fett zu speichern? Auch wenn uns das heute als eine eher unliebsame Eigenschaft vorkommt, so hatte diese Fähigkeit bis vor wenigen Jahrzehnten noch wirklichen Überlebenswert, garantierte doch ein ausreichendes Fettdepot auf den Rippen im Falle einer Nahrungsknappheit, etwas zuzusetzen zu haben. Sprich, man konnte wie der Bär im Winterschlaf von den eigenen Fettreserven zehren.

Nun sind allerdings echte Hungersnöte in den europäischen Industrieländern immer seltener geworden. Im gleichen Maße verlor die Notwendigkeit, quasi eine fleisch- (besser fett-) gewordene eigene Speisekammer für Notfälle mit sich herumzutragen, immer mehr an Bedeutung.

Merke: Führen Sie Ihrem Körper zuviel Energie in Form von Kalorien zu, legt er aus den nicht benötigten Kalorien für eventuelle Notfälle eine Fettreserve an, auf die er, wenn eine lange Energieknappheit (Hungersnot) herrscht, zurückgreifen kann.

Verstanden? Gut. Jedes Gramm Fett, das Sie mit sich herumtragen, ist also gespeicherte Energie, richtig? Dieses Fett steht für Notfälle wie Hungersnöte zur Verfügung. Auch richtig.

„Wenn ich also eine Diät mache und einfach weniger esse, dann müßte der Körper doch auf seine Fettreserven zurückgreifen und ich würde doch …“

NEIN. Falsch. Falsch. Falsch. Bis hierhin ist es zwar logisch, was Sie sagen – und genau daran glauben auch Millionen von Menschen –, aber es sind auch Millionen von Menschen, die nach diesem Prinzip schon Dutzende Male versucht haben, abzunehmen, es aber so nie schaffen werden. Sie können den Körper nicht so einfach dazu bringen, seine wertvollen Fettdepots, die er ja für Notfälle angelegt hat, aufzugeben.

Bevor Sie jetzt verzweifeln, lassen Sie sich beruhigen. Natürlich werden Sie Ihr Fett los, und Sie werden Ihren Körper auch dazu bringen, seine mehr oder weniger üppigen Fettreserven aufzugeben, aber eben nicht so.

Machen Sie es sich also bequem, und beschäftigen Sie sich erst einmal mit den Erfahrungen, die Heike und Veronika gemacht haben.

ZUSAMMENFASSUNG

☞ *Ihr Körpergewicht sagt nichts über die Qualität Ihrer Figur aus.*

☞ *Die Waage ist als Meßinstrument für Ihren körperlichen Zustand ungeeignet.*

☞ *Sie sollten nicht Gewicht, sondern Fett verlieren, wenn Sie gut aussehen und fit sein wollen.*

☞ *Fett ist gespeicherte Energie.*

☞ *Durch übliche Diäten werden Sie nicht gezielt Fett verlieren.*

☞ *Und noch einmal: Sie müssen Ihr Fett loswerden, denn es verdeckt Ihre gute Figur.*

Kapitel 3

Die Fettmessung oder warum 43 Prozent nicht nur bei harten Drinks zuviel sein können

„43 Prozent!“ Veronika war ihr Entsetzen anzusehen. „Es kann doch wohl nicht sein, daß ich fast zur Hälfte aus Fett bestehe!“ Sie schüttelte sich. Eine scheußliche Vorstellung.

„Findest Du 32 Prozent soviel besser?“ Heike machte den Versuch, ihre Freundin anzulächeln. „Immerhin bestehe ich immer noch zu einem Drittel aus Fett, und das nach neun Tagen Diät.“

Veronika nickte mit dem Kopf. „Großartig sind unsere Werte beide nicht. Aber du mußt mir meinen Platz als Spitzenreiterin schon zugestehen.“

Veronika bog in die Einfahrt zu ihrem Haus ein. Die eigentliche Fettmessung war nur eine Sache von Minuten gewesen. Die beiden hatten sich dafür nicht einmal ausziehen müssen. Und weh getan hatte es natürlich auch nicht. Nicht einmal gespürt hatte man etwas. Trotzdem war es irgendwie etwas völlig Neues gewesen, gab ihnen das Meßergebnis doch einen tiefen Einblick in den eigenen Körperzustand. Dennoch bemerkte Veronika, nachdem die beiden Frauen im Wohnzimmer Platz genommen hatten: „Eine scheußliche Idee, sich seinen Körperfettanteil messen zu lassen.“

„Und es beraubt einen jeglicher Illusionen“, ergänzte Heike.

„Oh, die hatte ich ohnehin nicht mehr“, lächelte Veronika verkrampft.

Heike lehnte sich zurück und faßte die Ergebnisse des Vormittags zusammen: „Was wir schon immer ahnten, hat sich also bestätigt. Wir sind beide zu fett.

Für Frauen in unserem Alter wäre ein Wert von rund 21 Prozent Körperfett als relativ gut zu bezeichnen. Du liegst mit 43 Prozent ein ordentliches Stück darüber, aber auch ich mit 32 Prozent kann nicht gerade als Musterbeispiel für Schlankheit gelten.

Nun gut, daß wir zu fett sind, wußten wir schon vorher. Dazu hätten wir einen solchen Test nicht machen müssen. Was mich aber motiviert, ist, daß wir durch diese Meßmethode die Möglichkeit haben, festzustellen, wie gut und effektiv die Methoden funktionieren, die wir künftig anwenden werden - auf unserem Weg zu dauerhafter Schlankheit.

Wir können also immer feststellen, ob wir auch wirklich gezielt Fett abbauen, ob wir einfach nur Körperflüssigkeit verlieren oder ob wir gar durch unsere Diät hauptsächlich unsere Muskulatur verringern.

Ich finde das super. Somit können wir künftig die Qualität unserer Fortschritte messen."

„Hoffentlich hast du recht", bemerkte Veronika. „Ich meine, daß es Fortschritte zu messen gibt."

„Na, das will ich doch hoffen", lachte Heike. „Und außerdem ist mir noch etwas klargeworden." Sie blickte Veronika aufmunternd an.

„Und das wäre?" - Veronika machte eine auffordernde Handbewegung.

„Nun, daß ich ein sehr konkretes Ziel habe. Mein Ziel ist mir sehr viel klarer geworden. Ich möchte nämlich einen gut funktionierenden und attraktiven Körper haben."

„Keine sehr neue Erkenntnis", unterbrach sie Veronika.

„Schon", räumte Heike ein, „nur orientiere ich mich jetzt viel mehr an meinen eigenen Werten - ich möchte nämlich mindestens diese 21 Prozent Körperfett erreichen, und ich bin schon gespannt, wie ich dann aussehen werde. Das Mädchen auf der Erdbeershake-Dose ist mir gleichgültig geworden. Sie ist kein Ziel mehr für mich."

Veronika nickte: „Ich gebe dir schon recht, unser Ziel ist sehr viel konkreter geworden. Aber", fügte sie nachdenklich hinzu, „unser eigentliches Problem ist durch die Erkenntnis, wieviel Körperfett wir haben, nicht geringer geworden."

Die beiden sahen sich an.

„Laß es mich auf den Punkt bringen", sagte Veronika. „Wir wissen jetzt, daß wir nicht Gewicht, sondern Fett reduzieren wollen." Sie blickte auf die schriftliche Auswertung, die man beiden Frauen mit ihrem Meßergebnis überreicht hatte. „Demnach bestehe ich zur Zeit zu 47 Kilogramm aus Fett. Du dagegen trägst immerhin noch 22 Kilogramm Fett mit dir herum. Wenn wir also besser aussehen wollen, muß ordentlich etwas von diesem Fett runter. Aber wie?"

Heike zuckte mit den Schultern. Veronika hatte recht. Beide wußten zwar nun, wo sie hinwollten, aber Sie ahnten nicht einmal, wie sie dorthin gelangen konnten.

Es war längst dunkel geworden, als beide Frauen immer noch über das Thema Schlankheit und Übergewicht diskutierten. Sie waren auf der Suche nach der ultimativen Methode wiederholt steckengeblieben. Kaum glaubte eine von ihnen, einen wirklich interessanten Ansatz gefunden zu haben, wußte die andere von negativen Ergebnissen mit ausgerechnet dieser Methode zu berichten.

„So wird das einfach nichts", warf Veronika schließlich ein. „Wir haben beide einfach keine Ahnung, wie wir es machen sollen, gezielt Fett zu verbrennen."

Heike nickte. „Du meinst doch hoffentlich nicht, daß wir einfach aufgeben sollten", warf sie vorsichtig ein.

„Quatsch!" rief Veronika. „Nein, ich meine nur, daß es sinnlos ist, wenn wir immer wieder das gleiche probieren. Die Kartoffeldiät hier und die Ananasdiät dort. Acht Kilo weghungern und zehn Kilo zunehmen. Dazu habe ich keine Lust mehr." Sie starrte Heike zornig an. „Und flüssige Erdbeeren kannst du wahrscheinlich auch schon nicht mehr sehen."

Heike nickte. Veronika erhob sich schwerfällig aus dem Sofa und ging zum Fenster, das den Blick nach außen in den spärlich beleuchteten Garten freigab. „Wir müssen etwas ändern", murmelte sie leise.

„Was hast du gesagt?" fragte Heike.

„Ich sagte, daß es so nicht mehr weitergeht, und daß wir die Sache anders angehen müssen", antwortete Veronika, während sie immer noch aus dem Fenster starrte.

Heike zog es vor, zu schweigen und Veronika nachdenken zu lassen. Hoffentlich würde ihr etwas einfallen.

Kapitel 4

Es geht ums Fett

Wie kann man denn nun gezielt Fett abbauen? Vermutlich wird Ihnen diese Frage genauso auf den Lippen brennen wie unseren beiden Damen. Gut, Sie werden es erfahren. Aber erlauben Sie mir trotzdem, noch einmal Ihr Gedächtnis kurz aufzufrischen.

Sie werden sicherlich bemerkt haben, daß wesentliche Passagen von mir absichtlich - ja absichtlich, ich bin nicht senil, wie Sie vielleicht schon befürchtet haben - wiederholt werden, denn ich möchte, daß Sie Ergebnisse erzielen, und ich lege Wert darauf, daß Sie die Zusammenhänge wirklich nachvollziehen können. Außerdem weiß ich, daß es viele Leser gibt, die trotz besseren Wissens ein Buch eben nicht von vorne nach hinten lesen, sondern eher herumblättern und nur an jenen Punkten hängenbleiben, die Sie zu interessieren scheinen. Geben wir auch denjenigen eine Chance, doch etwas mitzubekommen.

Allerdings sollten Sie es anders machen. Schaffen Sie sich die Basis, und lesen Sie jeden Teil des Buches von Anfang an, und akzeptieren Sie bitte meine Wiederholungen. Aber jetzt zum Auffrischen Ihres Gedächtnisses.

Sie wissen, daß Fett gespeicherte Energie ist. Außerdem - ich hoffe, Sie erinnern sich - wissen wir, daß der Körper diese Fettreserven angelegt hat, um in Notzeiten darauf zurückgreifen zu können. Aber Sie haben von mir bereits gehört, daß der Körper bei Diäten, die ja eine simulierte Hungersnot darstellen, zunächst nicht primär auf seine Fettreserven zurückgreift. Sie erinnern sich? Gut aufgepaßt. Nur stellt sich die Frage: Warum ist das so?

Nun, ich muß gestehen, der Körper greift in Hungersnöten schon irgendwann auf seine Fettreserven zurück. Und eine Diät oder sonstige Nahrungsmittelknappheit ist für den Körper auch ein Notfall. ABER: Der Körper trennt sich nur sehr ungern von seinen Fettreserven. Bevor es das nämlich tut, werden alle anderen Möglichkeiten ausgeschöpft.

Zunächst beginnt der Körper Kohlenhydratreserven zu nutzen, um dann im nächsten Schritt sogar auf fettfreies Gewebe, nämlich Muskulatur, zurückzugreifen. Ja, Ihr Körper nutzt zunächst Teile der Muskulatur, um daraus Energie zu gewinnen. Sie lieben es dramatisch? Gerne. Ihr Körper beginnt also, Teile der Muskulatur zu verbrennen, bevor er erst nach einigen Tagen an seine Fettdepots geht.

Dies ist ein wesentlicher Punkt. Lesen Sie diesen Satz am besten noch einmal: Ihr Körper beginnt Teile der Muskulatur zu verbrennen, bevor er erst nach einigen Tagen an seine Fettdepots geht.

Ist das nicht unglaublich? Da machen Millionen von Menschen eine neue Wunderdiät – fünf Pfund weg in drei Tagen – und freuen sich darüber, daß ihr Körper rund vier der fünf Pfund in Form von Muskeln zur Energiegewinnung heranzieht.

Ich hoffe, das ist bei Ihnen richtig angekommen. Sie machen eine Drei-Tage-Diät und sind, obwohl sie danach fünf Pfund leichter sind, fetter als vorher, denn Sie haben nur wenig Fett, aber viel Muskulatur verloren. Das Verhältnis Fett/Muskeln ist also schlechter als vor der Diät. Ist das nicht verrückt?

Vergessen Sie also jede Diät, die Ihnen großartige Ergebnisse in wenigen Tagen verspricht.

Warum? Weil Diäten nicht funktionieren, nicht funktionieren können. Wie die Diät heißt, ist hierbei genauso unwichtig wie das

Prinzip, nach dem sie funktionieren soll. Denken Sie daran: Der Körper greift in den ersten Tagen (zirka fünf Tage) nur zu einem sehr geringen Teil auf seine Fettreserven zur Energiegewinnung zurück und verbraucht statt dessen fettfreies Gewebe. Sie werden also bestenfalls leichter, weil Sie primär Körperflüssigkeit und Muskulatur verlieren.

Sie können und wollen es nicht glauben? Gut, Sie sollen auch nicht glauben, sondern verstehen. Hier also die Erklärung. Dazu sollten Sie wissen, daß sich im Grunde genommen jede Art von Nahrung, die Sie aufnehmen, in drei Kategorien aufgliedern läßt: Kohlenhydrate, Eiweiße (Proteine) und Fett.

Kohlenhydrate und Eiweiße liefern jeweils pro Gramm einen Energiewert von vier Kalorien. Der Körper erhält also rund vier Kalorien an Energie für jedes Gramm Protein oder Kohlenhydrat, das er verdaut. (Das stimmt nicht ganz, denn auch der Verdauungsprozeß benötigt Energie und zwar eine ganze Menge, aber das soll uns jetzt nicht stören.)

Was aber ist mit Fetten? Wenn Sie sich Kohlenhydrate und Proteine als eine Art Brennholz für Ihren imaginären Stoffwechselofen vorstellen, dann sollten Sie sich Fett als Briketts vorstellen. Fett ist ein viel ergiebigerer Energielieferant. Jedes Gramm Fett gibt nämlich mehr als doppelt soviel Energie ab wie ein Gramm Kohlenhydrat oder Protein. Konkret heißt das, ein Gramm Fett hat einen Energiewert von neun Kalorien. Für den Körper bedeutet das, daß Fett eben einen sehr komprimierten Energielieferanten darstellt, der für Notzeiten besonders wertvoll ist und den es aufzusparen gilt. Und deshalb greift Ihr Körper in den ersten Tagen einer Diät auch zunächst auf die weniger wertvollen Energielieferanten zurück, denn er weiß ja nicht, wie lange die Hungersnot (Ihre Diät) dauert, die gerade begonnen hat. Sicherheitshalber spart er zumindest das wertvolle Fett für die Zukunft auf. Toll, nicht?

Vielleicht denken Sie jetzt: „Aha, dann heißt das ja nur, ich muß länger Diät halten, denn irgendwann geht es ja auch den Fettreserven an den Kragen.“ Haben Sie das gedacht? Wenn ja, dann haben Sie prinzipiell recht, aber der ideale Weg ist das auch nicht. Und zwar aus mehreren Gründen:

1. *Ihr Körper verbraucht auch über einen längeren Zeitraum Fettreserven immer als wertvollen Energieträger so sparsam wie möglich. Das heißt, auch wenn Sie Ihre Diät über einen langen Zeitraum hinweg durchführen, wird Ihr Körper zu keinem Zeitpunkt beginnen, Fettreserven verschwenderisch zu verbrauchen. Diese Eigenschaft, möglichst sparsam mit gespeicherter Energie umzugehen, führt auch gleichzeitig zum nächsten Problem.*

2. *Ihr Körper hat einen zusätzlichen Überlebensfaktor entwickelt. So beginnt er nach wenigen Tagen, nun auch weniger Energie zu verbrauchen. Sprich, er bemüht sich in Zeiten von Energieknappheit (Nahrungsmangel) mit weniger Energie auszukommen. Oder anders gesagt: Ihr Stoffwechsel verlangsamt sich. Leider steht Ihnen dann auch weniger Energie zur Verfügung. Haben Sie sich schon während oder nach einer längeren Diät schlapp und ausgelaugt gefühlt? Dann kennen Sie jetzt zumindest einen wesentlichen Grund dafür, denn selbst hormonelle Vorgänge werden reduziert.*

3. *Dadurch, daß Sie sich saft- und kraftlos fühlen, bewegen Sie sich weniger und verbrauchen weniger Energie.*

4. *Dieser langsamer gewordene Stoffwechsel wirkt sich aber noch auf eine andere Art und Weise ungünstig aus, denn nach Beendigung Ihrer Diät - und selbst die schönste Kartoffeldiät ist einmal zu Ende - beginnen Sie, wieder „normal“ zu essen. Ihre normale Kost trifft jetzt auf einen langsam gewordenen Stoffwechsel, der*

mit so viel plötzlich zugeführter Energie gar nichts anzufangen weiß. Erlauben Sie mir, Ihnen hierzu noch einmal ein Bild anzubieten. Ihr Stoffwechselofen brennt also auf Sparflamme, und nun kommen auf einmal große Mengen an Kalorienholz und Brickettstücken herein. (Sie erinnern sich, die Diät ist zu Ende.) Können Sie es Ihrem Körper verübeln, daß er sofort beginnt, die verbrauchten Vorräte erst einmal wieder aufzufüllen, um für die nächste Hungersnot wieder gut gerüstet zu sein? Man könnte glauben, Ihr Körper kennt Sie und ahnt, daß die nächste Diät bestimmt schon bald vor der Tür steht.

5. *Durch den Verlust von Muskulatur durch extrem lange und harte Diäten verlieren Sie auch gleichzeitig sogenanntes aktives Gewebe. Was das heißt? Muskeln nennt man deshalb aktives Gewebe, weil Sie auch in völliger Ruhe relativ viel Energie - sprich Kalorien - verbrauchen. Fettzellen dagegen verbrauchen kaum Energie und werden deshalb auch passives Gewebe genannt.*

So etwas nennt man Teufelskreislauf, nicht wahr? Bevor ich Ihnen aber verrate, wie Sie sich daraus befreien können - und das wird Ihnen jetzt gelingen -, noch einmal die wichtigsten bisherigen Punkte dieses Kapitels in der Übersicht:

☞ *Der Körper spart in Zeiten von Nahrungsknappheit seine Fettreserven möglichst lange auf.*

☞ *Zuerst werden noch vorhandene Kohlenhydrate und dann sogar Muskulatur „verstoffwechselt", wenn zu wenig Nahrung zugeführt wird.*

☞ *Hält die Nahrungsknappheit länger (mehr als ein paar Tage) an, reduziert der Körper den Energieverbrauch (Stoffwechsel).*

Fettreserven werden immer noch als wertvoller Energieträger so sparsam wie möglich verbraucht.

- *Dadurch, daß Ihr Stoffwechsel auf Sparflamme läuft, steht Ihnen weniger Energie zur Verfügung. Sie fühlen sich kraftlos. Sie vermeiden anstrengende Aktivitäten – das führt zu weniger Kalorienverbrauch.*

- *Ist Ihre Diät zu Ende, versucht der Körper sofort, neue Fettdepots für die nächste „Hungerkatastrophe" anzulegen.*

- *Gleichzeitig verlieren Sie bei langen und radikalen Diäten Muskulatur. Muskulatur, die bisher auch in völliger Ruhe Kalorien verbraucht hat.*

Sind Sie nun bereit? Bereit, sich nicht nur von der Diätlüge, sondern auch von Ihrem Zuviel an Körperfett zu befreien? Gut, dann geht's jetzt los.

Erinnern Sie sich noch an das Fünf-Punkte-System im zweiten Kapitel? Nein? Gut, ich erinnere Sie: Der erste Punkt war die Körperanalyse. Haben wir erledigt. Punkt zwei finden Sie in Teil 1 des Buches und soll uns im Moment nicht kümmern. Punkt 3 ist die *Ernährungsoptimierung*, [illegible] Punkt kommen wir jetzt.

„Also doch eine [illegible] sich. Ich möchte Sie vielmeh[illegible]rn, keine Diäten [illegible]chen und auch niemals mehr eine Mahlzeit auszulassen – aber ich werde Ihnen einige Tips geben, was Sie vielleicht besser von Ihrem Einkaufszettel streichen sollten.

Damit Sie verstehen, warum manche Nahrungsmittel Sie fetter als andere werden lassen, läßt sich auch hier eine kurze Erklärung nicht vermeiden. Übrigens halte ich es für ungemein wichtig, zu erklären, warum ich Ihnen die eine oder andere Empfehlung gebe. Nur so können Sie entscheiden, ob Ihnen meine Erklärungen einleuchten oder ob Sie das Gefühl haben, doch nicht ganz überzeugt zu sein. Ich finde, Sie müssen überzeugt sein, und Sie müssen Ergebnisse, meßbare Ergebnisse erzielen, damit Sie spüren, daß Sie es schaffen können. Jetzt aber zum Thema Ernährungstips.

Wie schon erwähnt, lassen sich alle Nahrungsmittel in drei große Gruppen einteilen: Kohlenhydrate, Eiweiße (Proteine) und Fette. Darüber hinaus nehmen wir auch noch Vitamine, Ballaststoffe, Mineralien und Wasser auf – alles selbstverständlich auch sehr wichtige Substanzen –, die wir aber im Moment weniger beachten wollen.

Beschäftigen wir uns zunächst mit den *Kohlenhydraten*. Diese Kohlenhydrate sind quasi der Treibstoff für unseren Körper. Sie spielen von daher auch die größte Rolle bei der Energieversorgung. Übrigens gibt es verschiedene Sorten von Kohlenhydraten, aber das soll uns zunächst nicht kümmern. Auf jeden Fall werden Kohlenhydrate vom Körper in sogenannte *Glukose* umgewandelt. Überschüssige Energie, die vom Körper nicht zur Energieversorgung benötigt wird, verwandelt der Körper in Glykogen. Glykogen ist sozusagen die gespeicherte Form von *Glukose*. Der Körper kann das Glykogen in den Muskeln und in der Leber speichern, um es später zur Energiegewinnung heranzuziehen.

Proteine sind als Bausteine des Körpers weniger Energielieferant als vielmehr Grundstoffe, aus denen der Körper neues Gewebe herstellen kann. So weiß man heute, daß der gesamte Körper sich in einem permanenten Erneuerungsprozeß befindet und alte, abgestorbene Zellen durch neue ersetzt werden. Allerdings können auch Proteine durchaus als Energielieferant genutzt werden. Sind jedoch ausreichend Kohlenhydrate vorhanden, werden Proteine kaum zur Energiegewinnung herangezogen.

Fette sind sehr gehaltvolle und komprimierte Energieträger. So enthalten Kohlenhydrate und Proteine eben auch „nur“ vier Kalorien pro Gramm. Ein Gramm Fett bringt es dagegen auf neun Kalorien. Wofür der Körper Fett benötigt? Fette werden vom Körper zum Schutz der Organe, zur Kälteisolierung und - wie Ihnen ja inzwischen hinreichend bekannt sein dürfte - als Energiespeicher benützt.

Wichtig ist: Der Körper kann sowohl Kohlenhydrate als auch Proteine, aber auch Fette zur Energiegewinnung nutzen. Während er aber Kohlenhydrate sehr einfach verstoffwechseln kann, müssen Proteine erst relativ aufwendig in *Glukose* umgewandelt werden. Von daher bevorzugt der Körper Kohlenhydrate als Energieträger.

Fette stellen eine absolute Besonderheit dar, denn Fette werden erst als Depotfett gespeichert und erst später zur Energiegewinnung herangezogen. Dieser Satz ist es wert, wiederholt zu werden. Also noch einmal: Alles Fett, das Sie zu sich nehmen, wird zunächst als Körperfett gespeichert. Fett kann also nicht direkt als Energieträger benutzt werden. Übrigens, damit Sie mich nicht falsch verstehen, auch ein Zuviel an Kohlenhydraten und Proteinen kann von Ihrem Körper zu Körperfett umgewandelt werden. Aber hier macht das Wort „kann“ den Unterschied. Es *kann* zu Körperfett umgewandelt werden, aber es muß nicht. Fett dagegen, das Sie über Ihre tägliche Nahrung zu sich nehmen, wird zunächst *immer* zu Körperfett.

Was bedeutet diese Erkenntnis nun für Sie? Zunächst einmal ist Nahrungsmittel nicht gleich Nahrungsmittel, denn wenn ich mein Fett loswerden möchte, gilt es, zunächst darauf zu achten, kein zusätzliches Depotfett mehr draufzupacken.

Als erster Schritt gilt also:

Verringern Sie Ihren Fettkonsum, und nehmen Sie nur wenig Kalorien in Form von Fett zu sich.

Nein, damit meine ich nicht nur Öle, Butter, Margarine und fette Blutwurst. Ich spreche generell von Fett. Das ist übrigens gar nicht so einfach zu erkennen, denn viele Fette verstecken sich und machen es Ihnen fast unmöglich, sie zu entdecken. Und auch die Lebensmittelindustrie hilft Ihnen mit ihren Inhaltsangaben nur indirekt. Aber wenn's einfach wäre, wäre es ja fast schon ein wenig langweilig, und Ihre Chance liegt darin, die Fettsuche geradezu sportlich anzugehen. Ich fordere Sie also auf, ein richtiger Fett-Polizist zu werden. Sie werden am Anfang noch etwas unsicher sein, aber im Laufe der Zeit wird es Ihnen immer leichter fallen, auch die verborgenste Fettkalorie zu entdecken.

Wir kommen jetzt zu einem der spannendsten und unglaublichsten Abschnitte des Buches, denn Sie werden nun einige Überraschungen erleben. Sie werden beispielsweise feststellen, wieviel Fettkalorien auch in sogenannten Light-Produkten zu finden sind. Denn inzwischen finden sich auf diversen Nahrungsmitteln Hinweise wie „fettreduziert", „light", „ein Drittel weniger Fett" usw. Nun warten Sie ab, auf welche Fettwerte Sie kommen, wenn Sie diese Angaben kontrollieren. Insgesamt werden Sie vermutlich erschreckt bemerken, daß es Ihnen bisher überhaupt nicht bewußt war, wieviel Fett Sie täglich zu sich genommen haben. Das glauben Sie nicht? Also gut. Finden wir heraus, ob ich recht habe.

Beispiel 1: Sie kaufen einen Joghurt. Und zwar extra keinen Sahnejoghurt, sondern einen Fruchtjoghurt mit wenig Fett. Das steht zumindest auf der Verpackung. „3,5 Gramm Fett" steht da. „Das ist doch wirklich nicht viel", denken Sie. Stimmt, so hört es sich zumindest an. Aber warten Sie ab. Wir werden einmal ausrechnen, wieviel Prozent der Kalorien Sie bei diesem Produkt in Form von Fettkalorien zu sich nehmen. „Aber das weiß ich doch schon", werden Sie jetzt vielleicht denken. „3,5 Gramm." Nein, nein, nein, Sie wissen es eben nicht. Denn Sie müssen wissen, wieviel Prozent der Gesamtkalorien Fettkalorien sind. Und das rechnen wir jetzt einmal aus. Dazu brauchen wir zwei Werte:

1. *Die Angabe von Fett in Gramm, die das Produkt enthält.*
2. *Die Angabe der Gesamtkalorien des Produkts.*

Im Falle des Joghurts sind das 3,5 Gramm Fett bei 100 Kalorien. Und jetzt wird es spannend. Wir wenden nämlich unsere Formel an und errechnen den Anteil der Fettkalorien am Produkt. Sie erinnern sich doch noch? Ein Gramm Fett hat neun Kalorien. In unserem Produkt befinden sich 3,5 Gramm also rechnen wir 3,5 mal neun. Daraus ergibt sich 31,5. Das heißt, unser Joghurt enthält 31,5 Fettkalorien. Insgesamt hat der Joghurt 100 Kalorien. Das heißt 31,5 Prozent der Kalorien unseres fettarmen Joghurts sind Fettkalorien.

Ich hoffe, Sie sind überrascht! Da kaufen Sie ein Produkt, weil es nur 3,5 Gramm Fett enthält, und stellen auf einmal fest, daß fast ein Drittel der Kalorien, die Sie dadurch zu sich nehmen, Fettkalorien sind.

Beispiel 2: Fettarme Milch – 1,5 Prozent Fett. Laut Angabe enthalten 100 ml 1,5 Gramm Fett bei 47 Kalorien. Also gehen wir ans Ausrechnen. Wir multiplizieren 1,5 Gramm Fett mal neun. Daraus ergeben sich 13,5 Fettkalorien. 47 Kalorien enthält die Milch insgesamt. 13,5 Kalorien davon sind Fettkalorien. Wenn wir beide Zahlen ins Verhältnis zueinander setzen, können wir ausrechnen, daß immerhin noch 28,7 Prozent unserer aufgenommenen Kalorien Fettkalorien sind.

Machen Sie sich bitte klar, daß es sich bei beiden Produkten um relativ fettarme Lebensmittel handelt. Aber nehmen wir uns doch einmal zwei richtig tolle Beispiel vor.

Beispiel 3: Es handelt sich um ein angebliches Light-Produkt, nämlich um eine „leichte" Wurst. Ich sage schon mal „Guten Appetit", aber lesen Sie selbst. Die Wurst enthält sechs Gramm Fett bei 80 Kalorien. Wir rechnen also:

Sechs Gramm mal neun = 54. Und Sie werden es schon ahnen, wenn von 80 Kalorien 54 Fettkalorien sind, kann das nichts Gutes bedeuten. Sie haben recht. Teilen wir 54 durch 80, ergibt das 0,675. Das bedeutet 67,5 Prozent Fettkalorien. Können Sie sich vorstellen, wie Sie bald aussehen, wenn 67,5 Prozent Ihrer Kalorien, die Sie zu sich nehmen, aus Fett bestehen?

Sind Sie bereit für den Spitzenreiter des heutigen Tages?

Beispiel 4: Käsescheiben. Sie wissen inzwischen längst, daß 6,7 Gramm Fett pro Scheibe noch nichts aussagen. Wenn Sie aber die Angabe von 75 Kalorien dazu hören, ahnen Sie vielleicht schon, was dort an Fettkalorien auf den Teller käme. Rechnen wir es aus: 6,7 mal neun = 60,3. Teilen wir die Gesamtkalorienzahl, nämlich 75, durch diesen Wert, bestätigen sich alle Vermutungen. 60,3 geteilt durch 75 ergibt 0,804. Ja, das sind 80,4 Prozent Fettkalorien. Wohl bekomm's.

Sind Sie schockiert? Ich hoffe es. Ich hoffe es wirklich, denn es ist unglaublich, welche Mengen von Fett selbst viele Light- und Diätprodukte oft enthalten. Bevor Sie aber Ihre Lebensmittel kontrollieren, noch ein wichtiger Hinweis: Es ist nicht notwendig, Fett völlig vom Speisezettel zu verdrängen. Eine gewisse Menge an Fett erfüllt sogar wichtige Funktionen. Aber Sie können und sollten Ihren Fettkonsum drastisch reduzieren. Werden wir konkret: Versuchen Sie, nicht mehr als 25 bis 30 Prozent der Kalorien, die Sie aufnehmen, in Form von Fettkalorien zu sich zu nehmen.

Am besten funktioniert das, wenn Sie schon beim Einkaufen die Anzahl der Fettkalorien ausrechnen. Das Produkt hat 23 Prozent Fettkalorien? Schön, nehmen Sie es mit. Es hat 28 Prozent? Auch gut. Ein anderes hat 32 Prozent? Legen Sie es weg! Sie wollen es besonders gut machen? Bitte schön, gehen Sie auf 20 bis 25 Prozent herunter. Auch jetzt müssen Sie sich noch keine Sorgen machen, zu wenig Fett zu bekommen.

Daß Sie sichtbare Fette wie Öle, fettes Fleisch, Butter und Margarine auch reduzieren, versteht sich hoffentlich von selbst. Übrigens, wenn Sie sichtbares Fett verwenden - und das können Sie ruhig tun, nur daß Sie es sparsam verwenden sollten -, dann bevorzugen Sie jene Fette, die bei Zimmertemperatur schon flüssig sind. Also Pflanzenöle wie Oliven-, Distel- oder Sonnenblumenöl. Diese Fette sind sogenannte mehrfach ungesättigte Fette, wogegen gesättigte Fette bei Zimmertemperatur fest sind - wie Butter oder Margarine.

„Also doch eine Diät", höre ich Sie jammern. Nein, denn Sie brauchen keine Kalorien zu zählen und können sich ruhig satt essen, aber verbannen Sie diese Unmengen an Fett, die Sie häßlich und unvorteilhaft aussehen lassen. Reduzieren Sie das Fett, das Ihre Adern verstopft und Sie krank macht, und werden Sie ein Fett-Polizist. Außerdem ist eine Diät laut Definition eine zeitlich limitierte Ernährungsumstellung. Ich empfehle Ihnen dagegen, Ihren Fettkonsum auf Dauer zu reduzieren. Glauben Sie mir, Sie werden das Fett nicht vermissen. Aber keine Sorge: Ganz ohne Fett geht es nicht, und das ist auch nicht notwendig.

ZUSAMMENFASSUNG

☞ *Vergessen Sie jede Diät, und machen Sie sich frei von der Vorstellung, in wenigen Tagen viel Gewicht zu reduzieren.*

☞ *Lesen Sie den Abschnitt über Kohlenhydrate, Proteine und Fette noch einmal, damit Sie ganz sicher verstanden haben, daß Fett, das Sie über Ihre Nahrung aufnehmen, zunächst immer als Körperfett gespeichert wird.*

☞ *Reduzieren Sie Ihren Fettkonsum.*

☞ *Benutzen Sie die folgende Formel, um die Anzahl der Fettkalorien auszurechnen. Die Formel lautet: Fett in Gramm mal neun. Den*

Wert, den Sie erhalten, teilen Sie dann durch die Gesamtkalorienmenge. Beispiel: ein Lebensmittel hat drei Gramm Fett bei 110 Kalorien. Drei Gramm Fett mal neun = 27. 27 : 110 = 0,245 = 24,5 Prozent Fettkalorien.
Oder benutzen Sie die Fett-Polizist-Drehscheibe, die diesem Buch beiliegt. Das ist noch einfacher. Wie der Fett-Polizist funktioniert, steht auf der Vorderseite der Scheibe.

☞ *Nehmen Sie nicht mehr als 30 Prozent Ihrer Kalorien in Form von Fett zu sich. Besser sind 25 Prozent.*

Kapitel 5

Zwei Fett-Polizisten im Supermarkt

„Also gut, werden wir zu Fett-Polizisten." Veronika machte die Andeutung eines militärischen Grußes.

Heike lächelte. „Bevor wir aber einkaufen gehen, sollten wir uns noch ein wenig mit unseren vorhandenen Lebensmitteln beschäftigen, damit wir uns mit dem System vertraut machen."

„Gute Idee", antwortete Veronika.

Minuten später hatten beide Frauen den Inhalt von Veronikas Kühlschrank und Teilen der Speisekammer auf dem Küchentisch verteilt.

„Das glaubst du nicht!" rief plötzlich Heike. „Was denkst du, wieviel Fettkalorien diese Kartoffelchips haben?"

Veronika zuckte mit den Schultern. „Ich fürchte sicherlich eine ganze Menge. 40 bis 50 Prozent?"

„84!" rief Heike. „Ist das nicht unglaublich?"

„Toll", sagte Veronika mit wehleidiger Miene und ergänzte, „Ich habe sie immer sehr gemocht", während sie die Packung in den Mülleimer warf.

„Schade", bemerkte Heike schließlich, „daß es immer noch viele Lebensmittel gibt, auf denen jegliche Angaben fehlen. Siehst du, die hier sind alle ohne Angabe." Sie wies auf eine Gruppe von Lebensmitteln, die sie in die linke Ecke des Küchentisches geschoben hatte.

„Hmm, du hast recht" – Veronika schien zu überlegen – „aber, Moment mal", meinte sie schließlich, „ich glaube, ich habe da etwas, das uns weiterhelfen könnte." Sie verschwand aus der Küche. Drei Minuten später kam sie mit einer kleinen Broschüre zurück. „Eine Lebensmitteltabelle", bemerkte sie stolz. „Die habe ich mir vor Jahren einmal angeschafft, allerdings wegen der Kalorienangaben. Du verstehst, von wegen Kalorienzählen und so."

Heike nickte. Das kannte sie nur zu gut. „So ein Ding habe ich auch", bestätigte sie.

„Na siehst du, und jetzt kommt das Heft doch noch sinnvoll zum Einsatz."

Nachdem die beiden Frauen einen großen Teil der übriggebliebenen Lebensmittel mit Hilfe ihrer Lebensmitteltabelle analysiert hatten, ergab sich folgendes Bild: Über die Hälfte aller Lebensmittel in Veronikas Haushalt waren schlicht und einfach zu fett. Und nur ein Viertel genügte den Anforderungen der beiden Damen.

„Oh, das ist übel", bemerkte Veronika schließlich. „Ich denke, wir sind bereit, einkaufen zu gehen, um das Verhältnis zu verändern."

„Hilf mir doch einmal mit der Tüte", rief Heike Veronika zu, als die beiden ihre Beute aus dem Supermarkt ins Haus schafften. Sie hatten ordentlich eingekauft. Und nach anfänglicher Unsicherheit hatte das Einkaufen richtig Spaß gemacht. Veronika fand es zwar etwas übertrieben, daß Heike sich beim Marktleiter darüber beschwerte, daß so viele Lebensmittel nicht über die Angaben der Zusammensetzung verfügten, aber eigentlich hatte sie ja recht damit. Nachdem man mit vereinten Kräften alle Tüten und Kartons ins Haus geschafft hatte, aßen beide Frauen ein paar Scheiben von den Vollkornreiswaffeln, die Heike entdeckt hatte.

„Sieh mal, Veronika, noch nicht einmal zehn Prozent Fett!" hatte Heike so laut gerufen, daß der ältere Herr, der neben ihr stand, verschreckt den Kopf geschüttelt hatte. Nun, nachdem eine halbe Packung Reiswaffeln vernichtet war, zogen die beiden eine vorläufige Bilanz.

„Es ist erstaunlich, wie viele Lebensmittel Unmengen an Fett enthalten", resümierte Heike.

„Und vor allen Dingen auch Lebensmittel, die als Light- oder Diätprodukte ausgewiesen sind", ergänzte Veronika und fuhr fort: „Bei Fleisch- und Milchprodukten gilt es, besonders aufzupassen."

„Und gerade Fertigprodukte sind oft sehr fettreich", ergänzte Heike sofort. „Aber Nudeln, Reis, Gemüse und Vollwertprodukte liegen zumeist im grünen Bereich."

„Wobei du auch hier anfänglich immer nachrechnen solltest", unterbrach sie die Freundin.

„Na klar", Heike nickte. „Das sollte man doch ohnehin immer tun."

„Mir ist übrigens noch etwas anderes aufgefallen", sagte Veronika. „Erinnerst du dich an die Werte dieser Schokokekse? "Veronika zog mit verachtendem Blick eine halbleere Packung Kekse aus der Mülltonne, in die sie sie nach der ersten heimischen Fettkontrolle selbst befördert hatte.

„Aber klar", sagte Heike. „Über 60 Prozent Fettkalorien, wenn ich mich nicht irre."

„67 Prozent", berichtigte Veronika.

Heike nickte. „Aber worauf willst du hinaus? Daß wir so ein Zeug nicht mehr kaufen, ist doch ohnehin klar."

„Richtig", sagte Veronika und lehnte sich zurück. „Aber mir ist noch etwas anderes aufgefallen."

„Also dann raus damit." Heike mochte es nicht, wenn man sie auf die Folter spannte.

Veronika dagegen genoß es offensichtlich, ihre Freundin neugierig zu machen. „Schön", erbarmte sie sich schließlich, „aber ist dir auch bewußt, daß wir mit einem einzigen Keks, der nämlich rund sechs Gramm Fett enthält, genauso viel Fett aufnehmen wie mit 30 Vollreiswaffeln?"

Heike schluckte. Ein Keks mit so viel Fett wie 30 große Vollreiswaffeln! War das möglich? Es stimmte. Heike rechnete zweimal nach, aber das Ergebnis blieb das gleiche.

„Und ich habe Unmengen davon verdrückt", bemerkte Veronika schließlich, um im nächsten Moment die Kekspackung endgültig in den Papierkorb zu befördern. „Ich denke, wir werden uns in der nächsten Zeit noch auf einige Überraschungen gefaßt machen müssen", murmelte Veronika.

Kapitel 6

Zucker – einfach nur süß?

„Kommt es denn wirklich nur auf die Menge Fett an, die ich mit meiner Nahrung zu mir nehme?" höre ich Sie fragen. Eine gute Frage. Und eine wichtige noch dazu. Hier meine Antwort: Nein. Leider nicht. Es kommt natürlich nicht nur darauf an. Aber es ist ein wichtiger Schritt, denn wenn Sie daran gehen wollen, Ihr gespeichertes Fettdepot zu reduzieren, sollten Sie selbstverständlich auch darauf achten, Ihren Körperfettanteil ab sofort nicht mehr weiter auszubauen. Übrigens wird Ihr Körper schon alleine dadurch, daß Sie weniger Fett zu sich nehmen, auch viel effektiver dabei, die vorhandenen Fettdepots abzubauen. Denn die meisten Menschen liefern sofort neues Fett als Nachschub über die Ernährung, kaum daß ihr Körper etwas davon abgebaut hat. Machen Sie es anders. Achten Sie ab sofort weiter darauf, den Anteil an Fett in Ihrer Nahrung zu reduzieren.

Sie wollen es ganz besonders gut machen und einen weiteren Schritt in Richtung dauerhafter Schlankheit und Gesundheit tun? Hervorragend. Hier mein zweiter Tip für Sie:

Essen Sie weniger Einfach- und Zweifachzucker. Oder, wenn Sie es lieber wissenschaftlich mögen, reduzieren Sie die Aufnahme von Monosacchariden und Disacchariden.

Was bedeutet das nun, Einfach- und Zweifachzucker, und was sind Monosaccharide und Disaccharide? Nun, Einfachzucker und

Monosaccharide sind zwei verschiedene Bezeichnungen für ein und dieselbe Sache. Ebenso verhält es sich mit Zweifachzuckern und Disacchariden. Und da ich der Meinung bin, daß wir die Sache so einfach wie möglich machen sollten, bleiben wir bei Einfach- und Zweifachzuckern.

Einfach- und Zweifachzucker sind eine spezielle Sorte von Kohlenhydraten. Lassen Sie mich der Vollständigkeit halber erwähnen, daß es noch weitere Sorten Kohlenhydrate gibt, nämlich die Oligosaccharide und die Polysaccharide, die auch komplexe Kohlenhydrate genannt werden. Ich hoffe, Sie sind jetzt gehörig beeindruckt. Das alles soll uns an dieser Stelle aber nur insofern kümmern, als Ihr Körper auf diese vier Sorten Kohlenhydrate recht unterschiedlich reagiert. Was Sie hierzu wissen sollten, ist folgendes:

Je nachdem, welche Sorte Kohlenhydrate Sie zu sich nehmen, reagiert Ihr Körper mit einer unterschiedlichen Menge an Insulin, die er, je nachdem, um welche Sorte Kohlenhydrate es sich handelt, früher oder später ausschüttet.

Insulin ist ein Hormon, das dafür verantwortlich ist, wieviel Energie der Körper in Form von Glykogen oder Depotfett - aha! - speichert. Außerdem regelt der Körper auch über das Insulin, wann Sie wieder Hunger bekommen - nochmals aha! Sogar Ihre Stimmung kann durch Insulin beeinflußt werden - und noch ein aha!

Sie sollten sich folgendes merken: Wenn Sie Einfach- oder Zweifachzucker zu sich nehmen, steigt Ihr Blutzuckerspiegel in der Regel sehr schnell sehr stark an. Bei komplexen Kohlenhydraten steigt er dagegen in der Regel wesentlich langsamer und kontinuierlicher. Diese Tatsache ist für Sie sehr wichtig. Steigt nämlich der Blutzuckerspiegel plötzlich übermäßig stark, wird von Ihrem Körper auch sehr rasch sehr viel Insulin ausgeschüttet. Leider halten aber Einfach- und Zweifachzucker nicht sonderlich lange vor, und das Gefühl, etwas essen zu müssen, ist schnell wieder da. Bevorzugen Sie also Kohlenhydrate, die Ihnen nicht die Energie eines Strohfeuers bescheren, sondern jene, die Ihnen lang anhaltend und gleichmäßig Energie liefern. Wenn Sie darauf achten, wirkt sich das sehr positiv auf Ihren Appetit und auf Ihren Körperfettanteil aus.

Woran erkennen Sie nun Einfach- oder Zweifachzucker? Wollen Sie einen ganz einfachen Hinweis ohne wissenschaftlichen Vortrag? In Ordnung:

Einfach- oder Zweifachzucker schmecken in der Regel sehr süß. So ist beispielsweise Traubenzucker ein Einfachzucker. Unser üblicher Haushaltszucker ist dagegen ein Zweifachzucker.

„Ja, darf ich denn jetzt nichts Süßes mehr essen?" höre ich förmlich den einen oder anderen Leser fragen. Sie können essen, was Sie wollen. Aber wenn Sie die bestmöglichen Ergebnisse erzielen wollen, sollten Sie Ihren Verzehr an Süßigkeiten und süßen Limonaden reduzieren. Wenn Sie starken Appetit auf etwas Süßes haben, sollten Sie statt dessen etwas süßes Obst essen. Denn - und jetzt kommt die Überraschung - obwohl Obst aus Monosacchariden besteht - oh Entschuldigung, ich meine aus Einfachzuckern -, wird es vom Körper aufgrund seiner Struktur langsam verstoffwechselt. Übrigens sei an dieser Stelle angemerkt, daß es sehr wohl auch andere Ausnahmen, was die Insulinausschüttung betrifft, gibt. So lösen beispielsweise Kartoffeln eine recht hohe Insulinausschüttung aus. Bohnen oder Naturreis dagegen nur eine sehr geringe. Aber prinzipiell gilt: was süß schmeckt, erhöht den Insulinspiegel zumeist sehr schnell.

„Oh, soll ich denn nun auch keine Kartoffeln mehr essen?" Nein, das ist nicht nötig. Kartoffeln sind ein wertvolles Nahrungsmittel, das auch viele Ballaststoffe enthält. Allerdings geben Ihnen Naturreis, Bohnen oder Vollkornnudeln länger anhaltende, gleichmäßigere Energie.

Halten Sie sich also an den Grundsatz, wenig Einfach- oder Zweifachzucker zu sich zu nehmen. Die Lebensmittelausnahmen, die also trotz komplexer Kohlenhydrate den Insulinspiegel schnell ansteigen lassen, können Sie dagegen ruhig vernachlässigen. Auf den Punkt gebracht, heißt die Empfehlung also:

Am besten wenig Süßes essen.

„Okay“, sagen Sie, „ich achte auf meinen Fettkonsum, und ich werde weniger Einfach- und Zweifachzucker zu mir nehmen. War's das?

Nun, sagen wir fast. Der nächste Tip wird Ihnen vermutlich besser gefallen, Sie vielleicht aber auch verunsichern. Hier ist er:

Lassen Sie nie mehr eine Mahlzeit ausfallen, und essen Sie immer, wenn Sie hungrig sind.

Ich hoffe, Sie glauben mir. Tatsächlich ist es nämlich enorm wichtig für Sie, daß Sie darauf achten, regelmäßig zu essen. Natürlich heißt das nicht, daß Sie sich so voll stopfen wie nur möglich, sondern essen Sie lieber öfter kleinere Mahlzeiten, und hören Sie auf, wenn Sie keinen Hunger mehr haben. Dieser Punkt ist sehr wichtig. Ich habe nicht gesagt, hören Sie auf, wenn Sie nicht mehr können, sondern hören Sie auf, wenn Sie keinen Hunger mehr haben. Schließlich kann Ihr Körper auch ein Zuviel an Kohlenhydraten und Protein als Fett speichern. Achten Sie also auf zwei Punkte:

Hören Sie auf zu essen, wenn Sie keinen Hunger mehr haben, auch wenn auf dem Teller noch Reste zu finden sind. Ich verspreche Ihnen, daß es sich nicht auf das morgige Wetter, wohl aber auf Ihre Figur auswirken wird.

Warten Sie niemals mit dem Essen so lange, daß Sie vor lauter Heißhunger Unmengen in sich hineinstopfen, wenn es endlich wieder etwas gibt. Deshalb empfehle ich Ihnen auch dringend, immer etwas für den kleinen Hunger zwischendurch im Haus und Auto zu haben. Reiswaffeln oder Obst sind beispielsweise prima geeignet. Nochmals, diese Zwischenmahlzeiten sollen nicht eine Hauptmahlzeit ersetzen, sondern zwischendurch gegessen werden, wenn Sie Hunger haben. Fertig-Müsliriegel oder süße Milchschnitten aus dem Supermarkt sind als Zwischenmahlzeit nicht geeignet. Sie wissen warum? Richtig. Die Einfach- und Zweifachzucker. Übrigens, rechnen Sie einmal die Fettkalorien aus.

Wenn Sie sich an diese beiden Punkte halten, brauchen Sie sich kaum Gedanken zu machen, zu viel zu essen. Ganz im Gegenteil, denn Sie müssen essen, damit Sie genügend Energie haben. Also essen Sie regelmäßig, und gehen Sie die Sache locker und mit Spaß an. Wenn Sie heute besonders hungrig sind, dann essen Sie heute eben etwas mehr. Und wenn Sie morgen schlechte Laune haben und Ihnen nichts schmeckt – ich weiß, es gibt Menschen, bei denen das umgekehrt ist –, dann knabbern Sie eben nur ein paar Karotten.

Sie müssen essen, um abzunehmen.

Ja, genau so ist es. Wenn Sie es nicht glauben wollen, lesen Sie das zweite Kapitel bitte noch einmal.

Wenn Sie darauf achten, was Sie essen – nämlich wenig Fett und wenig Einfach- und Zweifachzucker –, dann schaffen Sie sich die ideale Grundlage für eine schlanke und gesunde Figur.

Essen Sie also weniger Einfach- und Zweifachzucker. Sie wissen, man erkennt diese Zucker *zumeist* daran, daß sie sehr süß sind.

Sie wollen es ganz besonders gut machen, und das bisher Gesagte scheint Ihnen ein wenig zu einfach? Gut für Sie. Also noch fünf weitere Tips:

1. *Wenn Sie die Wahl haben, bevorzugen Sie vollwertige, wenig verarbeitete Nahrungsmittel.*

2. *Versuchen Sie, ob Ihnen Vollkornprodukte wie brauner oder wilder Reis und Getreide schmecken. Wenn ja, großartig! Sie tun etwas für Ihre Gesundheit und Ihre Figur.*

3. *Essen Sie öfter mal eine Suppe. Ideal sind hausgemachte Suppen mit Bohnen, Linsen oder Erbsen. Natürlich verzichten Sie aber auf fette Zutaten wie fettes Fleisch oder Wurst.*

4. *Trinken Sie ausreichend, und übergehen Sie Ihren Durst nicht. Was Sie trinken sollen? Nun, alle sehr süßen Limonaden sollten Sie vermeiden. Auch süße Fruchtsäfte lassen den Insulinspiegel stark ansteigen. Wasser ist ideal, aber man muß sich daran gewöhnen. Mischen Sie Wasser mit Apfelsaft, wenn Ihnen das lieber ist.*

5. *Essen Sie langsam und in Ruhe.*

ZUSAMMENFASSUNG

☞ Essen Sie weniger Einfach- und Zweifachzucker. Sie wissen, man erkennt Einfach- und Zweifachzucker daran, daß sie sehr süß sind.

☞ Lassen Sie keine Mahlzeit ausfallen, und essen Sie lieber öfter kleine Mahlzeiten als wenige große, aber achten Sie auf die Zusammensetzung Ihrer Speisen.

☞ Und schließlich: Vielleicht sollten Sie sich auch dazu durchringen, die fünf zusätzlichen Tips in Ihren Speiseplan aufzunehmen. Es müssen ja nicht alle auf einmal sein.

Kapitel 7

Ein besonderer Spaziergang

„Du Heike, ich bin wirklich sehr satt, und gut geschmeckt hat es auch noch." Veronika lächelte.

„Mir hat es auch prima geschmeckt, aber das Beste an unserem heutigen Essen war, daß ich kein schlechtes Gewissen habe. Ganz im Gegenteil, ich habe das Gefühl, wirklich etwas für mich getan zu haben." Heike war wirklich ausgezeichneter Laune. „Du Veronika," meinte sie schließlich, „ich habe da eine ganz fabelhafte Idee."

„Nun, ich bin gespannt." Veronika sah ihre Freundin fragend an.

„Laß uns ein paar Fettkalorien zusätzlich verbrennen."

Veronika zog ihre Stirn in Falten. „Du sprichst doch nicht etwa von Sport, oder? Ich hasse Sport."

Wenn man Veronika dabei betrachtete, wie sie das Wort Sport aussprach, und dabei auch noch die Falten auf ihrer Stirn nicht übersah, dann ahnte man, daß sie nicht übertrieb.

Heike bemühte sich einzulenken: „Du, Veronika, ich bin auch keine Sportskanone, aber ein wenig Bewegung wird uns guttun", sagte sie.

Veronika schien noch nicht vollkommen überzeugt. „Also gegen ein bißchen Bewegung habe ich auch gar nichts. Aber ich hoffe, du verlangst nicht, daß ich in einem rosafarbenen Jogginganzug die Straße hinunterhechle. Veronika stemmte die Hände in die Hüften. Dann müßtest du nämlich ohne mich vorliebnehmen."

„Iwo!" Heike lächelte. „Vermutlich käme ich selbst gar nicht sehr weit. Schließlich liegen meine letzten sportlichen Aktivitäten auch schon viele Jahre zurück, aber einen schönen Spaziergang könnten wir doch machen."

„Einverstanden", knurrte Veronika. „Spazierengehen ist in Ordnung."

„Was hast du eigentlich gegen Sport?" Heike konnte sich die Frage nicht mehr verkneifen.

Veronika schien die Frage nicht gehört zu haben, zumindest reagierte sie nicht.

Heike zuckte unmerklich mit den Achseln. „Dann eben nicht", dachte sie.

Die beiden Frauen gingen ein paar Minuten stumm nebeneinander her, als Veronika plötzlich stehenblieb. „Ich kann Sport nicht ausstehen, und das war als Kind schon so. Selbst bei Kindergeburtstagen, wenn alle anderen ganz wild auf Seilhüpfen oder andere Spiele waren, habe ich immer versucht, zu kneifen. Ich glaube ...", Veronika machte eine lange Pause, „ich glaube, ich halte mich eben für ungeschickt. Und dann noch dieses Erlebnis beim Aerobic-Kurs letztes Jahr, es war ... es war einfach scheußlich."

Man konnte Veronika deutlich ansehen, daß es sich um ein sehr unschönes Erlebnis handeln mußte, an das sie gerade dachte.

Heike zog es vor, im Moment nicht danach zu fragen. Veronika würde sicherlich von selbst davon berichten, wenn ihr danach war.

„Weißt du", begann Veronika auch schon nach kurzer Zeit erwartungsgemäß, „ich hatte mich letztes Jahr, ich wog damals etwa 88 Kilo, zum Aerobic-Kurs angemeldet. Es war die Hölle."

Veronika war erneut stehengeblieben und schilderte ihrer Freundin in allen Details den Aerobic-Unterricht. Sie berichtete von den spöttischen Blicken der Trainerin, von den kichernden jungen Mädchen in knallbunten, engen Fummeln und von ihrem absoluten Frust, der während der Übungen immer stärker wurde. „Du kannst dir gar nicht vorstellen, Heike, wie ich mir vorkam. Vor dem Kurs hatte ich mich nur für dick gehalten. Während des Kurses wurde mir bewußt, daß ich dick, wabbelig und völlig kraftlos war. Und nach dem Kurs wußte ich, daß ich niemals mehr zu einem Aerobic-Kurs gehen würde. Ich kam mir so mies vor. Ich konnte keine einzige der Übungen mitmachen. Ich war nicht in der Lage, auch nur annähernd mitzuhalten. Und dann diese abfälligen Blicke– es war fürchterlich."

Veronika fühlte sich schlecht, wenn sie an das Geschilderte auch nur dachte, das war ihr unschwer anzusehen.

Heike legte ihre Hand auf Veronikas Schulter. „Das kann ich gut verstehen", sagte sie „aber ich denke, daß es beim Sport nicht darauf ankommt, eine gute Figur für andere zu machen, sondern für sich selbst einen Nutzen davon zu haben. Und das, was du mir eben geschildert hast, hat dir bestimmt nicht genutzt."

Veronika nickte mit Kopf, während beide Frauen ihren Spaziergang wieder aufnahmen.

Kapitel 8

Mehr und mehr Fett verbrennen

Wie sieht es bei Ihnen mit Sport aus?

„Oh je, ich hab es gewußt. Ich habe es geahnt", werden Sie jetzt vielleicht denken. „Ich wußte, daß die Sache einen Haken hat. Ich muß also doch joggen oder radfahren."

Haben Sie eben so etwas ähnliches gedacht? Schämen Sie sich. Wie können Sie so etwas von mir denken. Wie können Sie glauben, daß ich von Ihnen verlange, daß Sie radfahren. Oder joggen. Nein, das verlange ich natürlich nicht von Ihnen. Sie werden es jedoch vielleicht freiwillig und sogar gerne tun.

Aber haben Sie noch ein wenig Geduld. Bisher haben wir uns nur damit beschäftigt, weniger Fett aufzunehmen. Darüber hinaus haben Sie erfahren, wie Sie Ihren Körper dabei unterstützen, den Insulinspiegel nicht zu wild nach oben schießen zu lassen, indem Sie bewußter essen und die Aufnahme von Einfach- und Zweifachzucker vermeiden. Aber über eines haben wir bisher wenig gesprochen, nämlich wie Sie das schon vorhandene Körperfett gezielt vermindern bzw. abbauen können.

Wir kommen also nunmehr zu Bereich 4: *„Fettabbau und Stoffwechselanregung"* innerhalb unseres Konzeptes.

Wie Sie sich sicherlich noch erinnern, haben Sie schon erfahren, daß der Körper selbst während Hungersnöten seine Fettreserven nicht allzu schnell aufbrauchen möchte. Schließlich könnte es noch schlimmer kommen, und da ist man froh, wenn man noch eine eiserne Reserve zur Verfügung hat. Der Körper versucht also alles, um zunächst nicht an seine Fettreserven herangehen zu müssen.
Da ihm aber nun mal nur wenig Energie zur Verfügung steht – Sie erinnern sich, wir haben eine Hungersnot oder eine Diät – was Ihnen als Beispiel lieber ist –, hat der Körper nur eine Chance: er muß versuchen, weniger Energie zu verbrauchen. So bekommt beispielsweise die Muskulatur weniger Energie zur Verfügung gestellt. Sie fühlen sich daher müde und schlapp.

So weit so gut. Darüber hatte ich Ihnen auch schon berichtet, und ich vermute, Sie haben sich erinnert. Sehr gut. Ein bißchen Wiederholung kann aber nichts schaden.

Nun aber wird es erst richtig interessant. Ihr Körper versucht also, seine Fettreserven dadurch zu schützen, daß er Ihnen wenig Energie für Bewegungen zuteilt. Und genau das tun Sie auch. Man hat nämlich festgestellt, daß übergewichtige Menschen sich weniger bewegen und sogar jede unnötige Bewegung vermeiden. Die Fettdepots werden es diesen Menschen sicherlich danken. Wenn Sie aber Ihren Körper dazu bringen wollen, seine Fettdepots endlich abzubauen, dann müssen Sie sich anders verhalten. Sie müssen Ihren Körper dazu zwingen, Ihren Muskeln eben doch mehr Energie zuzugestehen.

Sie sollten sich also bewegen, wenn Sie Fett verbrennen wollen!

Gut, jetzt ist es raus. Ich gestehe, ganz ohne Bewegung geht es nicht. Aber Sie werden Spaß daran haben, das verspreche ich Ihnen, werden Sie doch spüren, wie Sie mit jeder Bewegung zusätzlich Fett verbrennen, wenn Sie es nur richtig und effektiv angehen. Einfach loszulaufen oder schwitzend auf dem Heimtrainer zu sitzen, ist jedoch nicht das Geheimnis.

Sie werden sich daran erinnern, daß Ihr Körper auf drei verschiedene Energiequellen zurückgreifen kann. Kohlenhydrate, Proteine und eben auch Fette. Nun weiß man heute, daß, je nachdem, wie schwer die körperliche Belastung zur Zeit ist, der Körper mehr Kohlenhydrate oder auch mehr Fette zur Energiegewinnung heranzieht. Interessant ist:

- Bei besonders starker Belastung nutzt der Körper hauptsächlich Kohlenhydrate zur Energiegewinnung.
- Bei leichter länger anhaltender Belastung werden mehr Fette als Kohlenhydrate zur Energiegewinnung benutzt.
- In Ruhephasen nutzt der Körper hauptsächlich Fette und kaum noch Kohlenhydrate zur Energiegewinnung.

Die nachfolgende Tabelle zeigt Ihnen den Anteil der Körperfette zur Energiegewinnung in der Übersicht.

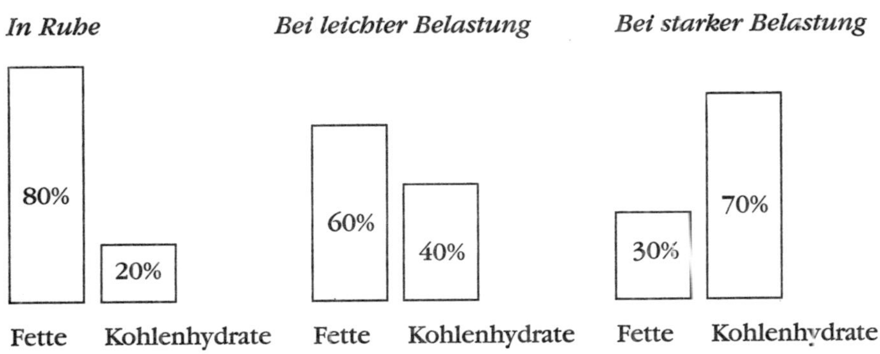

Sind Sie jetzt vollkommen verwirrt? „Wenn das so ist", sagen Sie nun vielleicht mit einem breiten Lächeln, „dann brauche ich ja nur in der Badewanne gegen die Strömung ankämpfen oder Fernsehen gucken, und ich verbrenne mehr Fett als mein Nachbar, der meint, permanent joggen zu müssen."

Nun, das könnte man glauben, aber leider ist das nicht ganz so.
Der Körper verbrennt nämlich nur dann Fett in ausreichender Menge in den Ruhephasen, wenn sein Grundumsatz entsprechend hoch ist.

Was aber ist nun schon wieder ein *Grundumsatz*? Erinnern Sie sich, daß Ihr Körper Ihnen in Notzeiten weniger Energie zur Verfügung stellt, um seine Fettreserven zu schützen. Er schaltet sozusagen alle Körperfunktionen, die Energie verbrauchen, auf Sparflamme. Oder anders ausgedrückt: Ihr Grundumsatz sinkt. Gerade bei dicken Menschen arbeitet der Körper dadurch sehr sparsam, es wird keine Kalorie zu viel verbraucht. Und dadurch, daß generell weniger Energie verbraucht wird, werden auch weniger Fette verbrannt.
Damit Sie aber mehr Fett verbrennen - ich schätze, das ist es, was Sie wollen -, müssen Sie Ihren Grundumsatz erhöhen. Bringen Sie Ihren Körper dazu, auch in Ruhephasen mehr Energie zu verbrauchen. Bringen Sie Ihren Körper dazu, ein oder zwei Gänge hochzuschalten. Wenn Ihnen das gelingt, dann wird Ihr Körper auch ausreichend Fett verbrennen, wenn Sie gerade nicht körperlich aktiv sind, sondern beispielsweise ein Buch lesen.

Die Frage, die sich also stellt, heißt: Wie kann ich meinen Grundumsatz erhöhen?
Die beste Möglichkeit hierfür besteht darin, ein regelmäßiges und leichtes Training in Ihren Tagesablauf zu integrieren. Die Betonung liegt hierbei auf *regelmäßig* und *leicht*.

Gerade zum Thema Training und Fettabbau gibt es eine ganze Menge an Informationen, die Sie benötigen, um Spaß daran zu haben und um effektiv zu sein. Von daher finden Sie nachfolgend die wesentlichen Punkte, die ich in Form von Fragen und Antworten zusammengefaßt habe.

Was ist unter „regelmäßig" zu verstehen?

Was mit „regelmäßig" gemeint ist, läßt sich sehr schnell beantworten. Ideal wäre ein Training jeden zweiten Tag. Wenn Sie es ganz besonders gut machen wollen, können Sie natürlich auch täglich etwas dafür tun. Ein leichtes tägliches Training ist sicherlich das Optimum. Aber nehmen Sie sich nicht zuviel vor. Jeden zweiten Tag konsequent etwas zu tun, ist wesentlich besser, als fünf Tage lang jeden Tag zu trainieren, um dann wieder 14 Tage gar nichts zu trainieren. Sich dreimal die Woche, also beispielsweise Montag, Mittwoch und Freitag, körperlich zu betätigen, sollte aber das mindeste sein, was Sie für sich tun, wenn Sie großartige Erfolge erzielen wollen.

Und was hat man sich unter „leicht" vorzustellen?

Eine wichtige Frage. Denn nur, wenn Sie mit der richtigen Intensität trainieren, werden Sie entsprechende Ergebnisse erzielen. Trainieren Sie beispielsweise zu schwer, werden Sie zum einen weniger Fett verbrennen und zum anderen schnell den Spaß an Ihrem Training verlieren.

Nun ist „leicht" ein relativer Begriff. Was für den einen mühelos zu bewältigen ist, schafft ein anderer unter Umständen nicht einmal mit erheblichen Strapazen.

Zunächst einmal ist mit „leicht" gemeint, was *Sie* leicht bewältigen können. Sind Sie vollkommen untrainiert, und liegen Ihre letzten körperlichen Anstrengungen Jahrzehnte zurück? Dann ist ein kurzer Spaziergang, den Sie immer mehr ausdehnen, genau das richtige für Sie.

Oder sind Sie immer noch recht gut in Form? Dann bedeutet „leicht" für Sie wahrscheinlich etwas anderes. Machen Sie doch wieder regelmäßig eine Radtour.

Aber auch für den gut Trainierten gilt: Wollen Sie maximal viel Fett verbrennen, dann trainieren Sie nicht zu schwer. Es gibt heute einige Formeln, nach denen man die Pulsfrequenz zu berechnen versucht, mit der Sie trainieren sollten, um optimal Fett zu verbrennen. Ich habe hierzu einen noch einfacheren Tip. Sie sollten sich, während Sie trainieren, noch ohne Probleme unterhalten können. Geraten Sie außer Atem oder beginnen Sie zu hecheln, trainieren Sie zu schwer.

Warum ist es wichtig, nicht zu schwer zu trainieren?

Der Körper ist nur in der Lage, Fett zur Energiegewinnung heranzuziehen, wenn genügend Sauerstoff zur Verfügung steht. Herrscht dagegen ein Sauerstoffmangel, werden primär Kohlenhydrate oder sogar Eiweiße verstoffwechselt. Es gilt also die Devise, daß immer ausreichend Sauerstoff vorhanden sein muß – oder anders gesagt: Sie dürfen nie außer Atem (außer Sauerstoff) geraten. Trainieren Sie zu schwer, hilft das in diesem Fall also nicht besonders viel, sondern schadet eher. Außerdem setzt die Fettverbrennung erst nach einer bestimmten Zeit optimal ein. Trainieren Sie zu schwer, sind Sie u. U. zu diesem Zeitpunkt schon zu erschöpft. Auch ist schweres Training nicht jedermanns Sache. Sie sollten aber bei Ihrem Training wirklich Spaß haben. Zumal in diesem Fall ein leichtes Training viel wirksamer ist und bessere Ergebnisse erzielt.

Wie lange sollte man denn jeweils trainieren?

Eine ebenfalls enorm wichtige Frage. Denn leider setzt die optimale Fettverbrennung erst nach einer bestimmten Zeit ein. Man spricht heute davon, daß erst nach zirka 20 Minuten leichten Trainings der Körper seine Energie vorwiegend aus Fetten bezieht. Das Ziel sollte also sein, in jedem Fall über diese 20 Minuten hinaus zu trainieren. Da Sie ja leicht trainieren, gibt es nach oben hin fast keine Grenze. Aber denken Sie an die Regelmäßigkeit. Heute einmal drei Stunden flott spazieren zu gehen, um beim nächsten Mal nach 15 Minuten schon das Training abzubrechen, ist nicht optimal. Trainieren Sie anfänglich lieber kürzer, und tasten Sie sich an längere Zeiten heran. Wenn Sie am Anfang Probleme haben, die erwähnten 20 Minuten zu erreichen, macht das auch nichts. Allerdings sollten Sie sich dann fragen, ob Sie vielleicht schon zu schwer trainiert haben. Wenn Sie beispielsweise zunächst mit Spazierengehen begonnen haben, Sie aber keine 20 Minuten durchhalten, machen Sie eben eine Pause und gehen ein bißchen langsamer. Versuchen Sie, Woche für Woche ein wenig länger zu trainieren. Es wäre großartig, wenn Sie sich so an insgesamt eine Stunde Training heranarbeiten würden.

Wann sollte ich meine Trainingsintensität steigern?

Nun, wenn Ihre Übung Ihnen zu leicht fällt und Sie sich überhaupt nicht mehr gefordert fühlen, dann sollten Sie die Intensität etwas steigern. Gehen Sie schneller. Oder schwimmen Sie mit mehr Energieeinsatz. Oder stellen Sie Ihr Fahrradergometer ein wenig schwerer ein. Aber natürlich gilt weiterhin: Sie sollten nur so schwer trainieren, daß Sie sich ohne Probleme beim Trainieren unterhalten können. Falscher Ehrgeiz bringt Sie hier nicht weiter.

Welche Art von Training ist zum Fettabbau besonders geeignet?

Ich persönlich halte jedes Training, das Sie in der frischen Luft durchführen können, für besonders förderlich. Sie bekommen genügend Sauerstoff und profitieren gleichzeitig mit Ihrem Training auch von der frischen Luft.

• *Spazierengehen* ist als Einstieg großartig.

Intensives Gehen ohne oder mit leichten Gewichten, sogenanntes Powerwalking, ist ganz hervorragend.

• *Joggen* kann leicht die Gelenke belasten. Wenn Sie sehr übergewichtig sind, würde ich Ihnen empfehlen, zunächst lieber flott zu gehen als zu joggen. In jedem Fall sollten Sie, wenn Sie joggen möchten, auf gute Schuhe achten.

• *Radfahren* ist sehr gut. Ob zu Hause auf dem Ergometer oder mit dem normalen Fahrrad ist Geschmacksache.

• *Schwimmen* ist eine vom Prinzip her sehr gute Trainingsmethode, allerdings nützt es nichts, wenn Sie nur entspannt im Becken liegen und den anderen beim Schwimmen zuschauen.

• *Aerobic* ist natürlich durchaus geeignet. Der Nachteil ist jedoch, daß Sie leicht zu einer bestehenden Gruppe dazustoßen, die bereits ein gewisses Niveau als Grundlage hat. Wenn Sie neu hinzukommen, kann der bestehende Schwierigkeitsgrad für Sie deutlich zu hoch sein. Die Gefahr besteht also, daß Sie den Spaß verlieren oder zu sehr aus der Puste geraten, nicht mehr genug Sauerstoff bekommen und kaum noch Fett verbrennen.

• *Bodybuilding* ist als Sportart zum Fettabbau kaum geeignet. Wenn Sie allerdings mit leichten Gewichten und hohen Wiederholungszahlen trainieren, läßt sich auch durch Bodybuilding der Fettabbau günstig beeinflussen. Dennoch ist Bodybuilding oder sogenanntes Fitneßtraining (Bodybuilding light) kein idealer Einstiegssport zum Fettabbau. Falls Sie jedoch gerne mit Gewichten trainieren, hilft Ihnen das später indirekt. Wenn Sie nämlich mehr Muskeln aufbauen, so verbrauchen diese auch in Ruhephasen mehr Energie. Sie erinnern sich: Muskeln sind sogenanntes aktives Gewebe. Zunächst aber empfehle ich Ihnen andere Übungen. Oder kombinieren Sie Ihr Training nach ein paar Wochen zusätzlich mit ein paar Hantel-Übungen.

- Ach ja, wenn Sie die Gelegenheit haben, *Skilanglauf* gilt als ideales Training für Fettabbau. Inzwischen gibt es auch hierfür Geräte, die Sie ohne Schnee und im Haus benutzen können.

Läßt sich Fett gezielt an bestimmten Körperstellen verbrennen, beispielsweise durch Bauchübungen?

Nein, definitiv nicht. Ja, auch ich kenne die Fernsehspots, die ultimative Bauchtrainer anbieten, mit denen gerade Problemzonen reduziert werden sollen. Aber leider ist das nicht möglich.

Ein verstärkter Fettabbau innerhalb des trainierten Bereiches ist selbst meßtechnisch kaum nachzuweisen und spielt, falls überhaupt vorhanden, keine nennenswerte Rolle. Der Körper verbrennt Fett vielmehr unabhängig davon, welche Körperregionen besonders trainiert werden, recht gleichmäßig. Wenn Sie nach einer Weile an bestimmten Stellen immer noch etwas zu viel Fett mit sich herumtragen, dann liegt das wahrscheinlich daran, daß dort eben mehr Körperfett vorhanden war. Geben Sie nicht auf, nach und nach werden auch diese Fettdepots verschwinden. Aber damit Sie mich nicht falsch verstehen: Übungen für den Bauch, um das Gewebe zu straffen, sind natürlich eine sehr gute Sache. Nur: Fett verbrennen werden Sie dadurch nicht.

Wie hoch sollte der Puls beim Training sein, wenn man den Pulswert als Grenze für zu schweres Training heranziehen möchte?

Nun, eigentlich brauchen Sie nicht unbedingt Ihren Puls zu messen, um zu merken, ob Sie zu schwer trainieren. Die Regel, sich beim Training noch unterhalten zu können, reicht im Grunde genommen aus. Wenn Sie es aber ganz besonders gut machen möchten oder befürchten, zu leicht zu trainieren, dann ist ein Pulsmeßgerät für Sie vielleicht das richtige.

Eine Formel ist aber nur ein Richtwert und sollte nicht zu streng gesehen werden. Allerdings halte ich die nachfolgende Formel für den besten der mir bekannten Berechnungsansätze für den idealen Fettverbrennungsbereich. Sie stammt von F. A. Kulling aus den USA und wird wie folgt berechnet:

Sie ziehen Ihr Lebensalter von der Zahl 220 ab. Sind Sie beispielsweise 50 Jahre alt, so ergibt sich

220 - 50 = 170

Von dieser Zahl, in diesem Fall 170, ziehen Sie nun Ihren Ruhepuls ab.

Ihren Ruhepuls ermitteln Sie am besten, wenn Sie eine ganze Weile ruhig gesessen haben, optimalerweise eine halbe Stunde oder länger. Ertasten Sie dann Ihren Pulsschlag an Ihrem Handgelenk oder am Hals - aber nicht mit dem Daumen, denn der hat einen eigenen Puls -, und zählen Sie 15 Sekunden lang die Pulsschläge. Multiplizieren Sie diese Zahl mit vier, damit Sie auf den Wert pro Minute kommen, und so haben Sie Ihren Ruhepuls.

Nehmen wir an, Ihr Ruhepuls beträgt 70. Dann rechnen Sie also:

170 - 70 = 100

Von diesem Wert nehmen Sie 46 Prozent (viele andere Formeln gehen hier von höheren Werten aus, lassen Sie sich davon aber nicht beeindrucken).

46 Prozent von 100 = 46

Addieren Sie jetzt Ihren Ruhepuls wieder hinzu, und Sie haben Ihren Pulswert, bei dem Sie optimal Fett verbrennen sollten.

46 + 70 = 116

Ihr Training sollte sich also im Bereich von 116 Pulsschlägen pro Minute bewegen, wenn Sie trainieren. Fällt er unter 116, erhöhen Sie die Intensität ein wenig. Steigt er auf über 116, reduzieren Sie die Intensität.

Ich persönlich bin allerdings kein Freund solcher Formeln. Denn es ist schlechterdings unmöglich, eine Formel zu entwickeln, die für jeden Menschen gilt. Es gibt 50jährige, die topfit sind und sich daher bei einem Training mit einem Pulsschlag von 116 zu wenig gefordert fühlen. Und es gibt 50jährige, die am besten ganz langsam beginnen und ihrem Körper auch diese 116 Schläge noch nicht zumuten sollten.

Wenn Sie aber nach dem Puls trainieren wollen, dann besorgen Sie sich eine Pulsmeßuhr, am besten mit einem Brustgurt – diese Geräte sind am genauesten –, und probieren Sie aus, wie Sie sich fühlen, wenn Sie mit errechnetem Pulswert trainieren. Sobald Sie spüren, daß Sie sich zu sehr anstrengen, korrigieren Sie den Wert nach unten. Seien Sie beweglich, und fühlen Sie sich wohl beim Training.

Worauf sollte ich sonst noch beim Training achten?

Achten Sie darauf, daß Sie beim Training tief und intensiv atmen. Es gibt kaum etwas besseres für Ihren Körper. Durch eine tiefe, intensive Atmung stimulieren Sie nicht nur alle Zellen, sondern verbessern auch die Effektivität Ihres Lymphkreislaufes.

Der Lymphkreislauf dient beispielsweise dazu, Schlacken und abgestorbenes Zellgewebe abzutransportieren. Dieser Lymphkreislauf verfügt allerdings nicht über ein eigenes Pumpsystem wie der

Blutkreislauf durch das Herz, sondern wird ausschließlich durch Bewegung und Atmung aktiviert. Sie erreichen also mit der Kombination Bewegung und Atmung einen doppelten Effekt. Wenn Sie daran denken, daß auch der Fettabbau eine ausreichende Sauerstoffaufnahme voraussetzt, dann wird Ihnen die Bedeutung tiefen Atmens sicherlich schnell bewußt.

Sollte man während oder nach dem Training trinken?

Aber natürlich, wenn Sie Durst haben, trinken Sie. Ich empfehle Ihnen während des Trainings und unmittelbar danach hauptsächlich Wasser zu trinken. Oder mischen Sie einen Fruchtsaft mit viel Wasser, wenn Ihnen Wasser alleine zu fad ist. Überhaupt sollten Sie Durst niemals übergehen.

Gerade Menschen, die Gewicht verlieren möchten, neigen dazu, zu wenig zu trinken, aus Furcht, wieder zuzunehmen. Sie dürften sich aber schon längst von dieser Vorstellung befreit haben. Denn Sie wissen, daß Sie Fett verlieren wollen und nicht dadurch leichter werden, daß Sie innerlich vertrocknen. Wenn Sie Wasser trinken – man gewöhnt sich schnell daran –, brauchen Sie sich nicht einmal um zusätzliche Kalorien sorgen. Wasser enthält nämlich keine.

Selbstverständlich gibt es noch viele weitere denkbare Fragen. Aber auch hier gilt: machen Sie sich nicht verrückt. Haben Sie Spaß an Ihrem Training, und wenn Ihnen irgend etwas unklar ist, fragen Sie sich selbst, und benutzen Sie Ihren gesunden Menschenverstand. Sie wissen inzwischen schon so viel über Ihre körperinternen Vorgänge, daß Sie zu den meisten Fragen selbst eine Antwort finden werden.

Ich hoffe jedoch, daß ich Ihre wichtigsten Fragen beantwortet habe. Oh, beinahe hätte ich es vergessen, eine Frage scheint es mir noch wert zu sein, beantwortet zu werden:

Was ist, wenn ich Sport einfach hasse und mich nicht aufraffen kann?

Ich glaube nicht, daß Sie es hassen, sich zu bewegen. Vielmehr scheinen Sie eine Abneigung gegen bestimmte reglementierte Bewegungsübungen zu haben, die Sie Sport nennen.

Versuchen Sie zu verstehen, daß Sie keinen Sport im üblichen Sinne machen werden. Sie müssen keinem Verein beitreten. Sie stehen mit niemandem im Wettbewerb. Und Sie werden auch von niemandem beurteilt.

Sie versuchen nur, Ihren Körper dazu zu bringen, künftig besser und effektiver Fett zu verbrennen. Der größte Vorteil, den Sie durch ein Mehr an Bewegung gewinnen, ist nämlich, daß Sie künftig auch in den Zeiten zwischen Ihrem Training in völligen Ruhephasen viel mehr Fett verbrennen werden als zur Zeit.

Das überzeugt Sie nicht? Dann empfehle ich Ihnen Teil 1 dieses Buches und die dort beschriebenen Übungen.

Bevor ich am Ende dieses Kapitels zu meiner üblichen Zusammenfassung komme, noch eines:

Ich vermute, daß Sie, wenn Sie sich vorstellen, wie Sie künftig aussehen wollen, sich auch immer vorstellen, körperlich voll Energie und Kraft zu sein. Ich denke, niemand möchte schlank, aber schlapp sein. Die Grundlage zu mehr Energie beinhaltet eine sehr interessante Gleichung:

Man muß Energie einsetzen, um Energie zu bekommen.

Mehr Training wird Sie keine Energie kosten, sondern Ihnen viel mehr Energie bescheren. Freuen Sie sich also über jeden Schweißtropfen, den Sie in sich investieren. Sie werden ein vielfaches an Energie zurückerhalten.

ZUSAMMENFASSUNG

☞ Sie müssen sich bewegen, wenn Sie mehr Fett verbrennen wollen!

☞ Bei besonders starker Belastung nutzt der Körper hauptsächlich Kohlenhydrate zur Energiegewinnung.

☞ Bei leichter länger anhaltender Belastung werden mehr Fette als Kohlenhydrate zur Energiegewinnung benutzt.

☞ In Ruhephasen nutzt der Körper hauptsächlich Fette und kaum noch Kohlenhydrate zur Energiegewinnung.

☞ Der Körper verbrennt aber nur dann Fett in ausreichender Menge in den Ruhephasen, wenn sein Grundumsatz entsprechend hoch ist.

☞ Die beste Möglichkeit, den Grundumsatz zu erhöhen, besteht darin, ein regelmäßiges und leichtes Training in Ihren Tagesablauf zu integrieren. Die Betonung liegt hierbei auf regelmäßig und leicht.

☞ Ideal wäre ein Training jeden zweiten Tag.

☞ Wollen Sie maximal viel Fett verbrennen, dann trainieren Sie nicht zu schwer. Als Anhaltspunkt gilt: Sie sollten sich, während Sie trainieren, noch ohne Probleme unterhalten können. Geraten Sie außer Atem oder beginnen Sie zu hecheln, trainieren Sie zu schwer.

☞ Versuchen Sie Woche für Woche ein wenig länger zu trainieren. Es wäre großartig, wenn Sie sich an zirka eine Stunde Training heranarbeiten würden.

☞ Man muß Energie einsetzen, um Energie zu bekommen.

☞ Aber vor allen Dingen gilt: Haben Sie Spaß an Ihrem Training!

Kapitel 9

Eine überaus nette Bemerkung

„Also abgemacht. Wir treffen uns ab morgen regelmäßig zum gemeinsamen Training." Veronika schien inzwischen von der Idee, durch aktive Bewegung zusätzliches Fett zu verbrennen, begeistert zu sein. „Weißt du Heike", sagte sie, „inzwischen freue ich mich regelrecht auf unser Trainingsprogramm. Ich stelle mir nämlich vor, daß ich mit jedem Schritt ein ganz klein wenig mehr von dem häßlichen Fett los werde, das meine gute Figur verdeckt."

Heike lächelte. „Das ist eine schöne Vorstellung. Und im Grunde genommen ist es ja auch so. Aber weißt du, was an unserem Training für mich besonders wichtig ist?" Heike sah Veronika erwartungsvoll an und fuhr fort: „Daß ich aktiv etwas tun kann. Natürlich, anders zu essen und weniger Fett zu mir zu nehmen, ist auch wichtig, und wir haben damit ja auch schon einiges erreicht." Wie zur Bestätigung nahm Heike Teile ihres Bauches zwischen zwei Finger und kontrollierte, wieviel Fett sie noch zu fassen bekam. Das Ergebnis schien ihr zu gefallen, denn sie lächelte. „Aber", fuhr sie fort, „im Grunde genommen bleibt uns doch dabei nicht viel mehr zu tun, als zu warten, daß unser Körper sich umstellt. Wenn wir jedoch dagegen unser Training durchführen, dann werden wir richtig aktiv. Ich habe zumindest das Gefühl, daß ich dann viel mehr dazu beitrage, schlanker zu werden. Und das gibt mir ein gutes Gefühl." Heike sah Veronika erwartungsvoll an.

„Stimmt!" lachte Veronika.

In den nächsten Tagen trainierten die beiden eifrig und motiviert. Beide Frauen hatten sich für ein strammes Gehen als Training entschieden. Nach anfänglichen Schwierigkeiten – Veronika fühlte sich überfordert, wenn sie mit Heike Schritt halten wollte; Heike kam sich zu wenig gefordert vor, wenn sie sich Veronikas Tempo anpaßte – fanden die beiden eine Lösung für ihr Problem. Heike besorgte sich ein paar leichte Gewichte in einem Sportgeschäft.

„Was willst du denn damit?" fragte Veronika überrascht, als Heike die beiden Miniaturhanteln mit zum nächsten Treffen brachte.

„Nun, ich habe mir überlegt, daß wir weiterhin gemeinsam gehen wollen. Aber wie du weißt, würde ich mich gerne etwas mehr anstrengen. Deshalb habe ich mir diese kleinen Gewichte besorgt. Sie sind ganz leicht, siehst du?" Heike drückte ihrer Freundin eine der poppig lackierten Hanteln in die Hand.

„Oh ja, stimmt. Was wiegt die denn?"

„Im Moment wiegt sie 250 Gramm, aber du kannst noch zusätzlich kleine Scheiben draufstecken und das Gewicht bis 800 Gramm erhöhen." Heike fuchtelte mit ein paar der farbigen Scheiben herum.

„Willst du jetzt Muskeln aufbauen?" Veronika sah Heike verblüfft an. „Mir persönlich gefällt es gar nicht, wenn Frauen zu muskulös sind."

„Mir auch nicht", reagierte Heike entschieden, „allerdings besteht diese Gefahr überhaupt nicht. Wenn du sichtbare Muskeln aufbauen willst, mußt du vollkommen anders trainieren; und du mußt auch ganz andere Gewichte bewegen", zitierte Heike den Sportartikelverkäufer, der ihr die Hanteln verkauft hatte. Schließlich hatte sie ihn dasselbe gefragt. „Aber", ergänzte Heike ihren Vortrag, „wenn wir stramm gehen, setzen wir unsere Arme ja kaum ein. Ich habe mir daher vorgenommen, als Ausgleich dafür, daß ich etwas langsamer gehe, diese Hanteln in die Hände zu nehmen und meine Arme mehr einzusetzen." Heike ging ein paar Mal im Kreis um die verblüfft dreinblickende Veronika herum. In jeder Hand hielt sie eine der Hanteln. Bei jedem Schritt bewegte sie ihre Unterarme, während sie ihre Oberarme bis zum Ellenbogen dicht am Körper hielt.

„Du läufst wie ein verhaltensgestörter Soldat", bemerkte Veronika.

Heike blieb stehen. Sie lächelte. „Das kann schon sein, aber auf diese Art verbrenne ich deutlich mehr Fett. Und außerdem tue ich es für mich. Und wenn ich den Menschen, die mich sehen, noch eine Freude mache, weil sie denken, sie haben einen geisteskranken weiblichen General am Waldrand gesehen, um so besser."

„Ich sagte Soldat - nicht General", lachte Veronika. „Aber du hast recht. Stehen wir nicht herum, gehen wir es an!"

Als beide Frauen eine Stunde später wieder an ihren Autos standen, hatte Heike das Gefühl, besonders effektiv trainiert zu haben.

„Du Veronika, das mit den kleinen Gewichten war ganz große Klasse. Ich hatte wirklich das Gefühl, mehr für mich zu tun. Aber trotzdem konnte ich mich noch problemlos unterhalten. Ich habe also auch nicht zu schwer trainiert."

„Das habe ich gemerkt", grinste Veronika. Denn du warst ja redselig wie selten."

„Ich fühle mich eben gut." Heike gab ihrer Freundin einen freundschaftlichen Schubs. „Außerdem hast du auch manchmal deine Arme genauso bewegt wie ich, nur eben ohne Hanteln."

„Ich weiß", sagte Veronika. „Schließlich möchte auch ich, daß die Leute etwas zu lachen haben, wenn sie mich sehen. Sie werden sagen: ‚Da kommen wieder der Soldat und der Ringer aus der Sportkompanie.'" Die beiden Frauen mußten lachen.

Tatsächlich war es aber so, daß schon bald beide ihr gemeinsames Training jedesmal ein wenig mehr steigerten. Sie achteten zwar darauf, sich nie zu sehr anzustrengen, aber sie gewannen von Mal zu Mal an Energie. Und im gleichem Maße verloren sie mehr und mehr an Körperfett, was wiederum zur Folge hatte, daß ihnen das Training jedesmal noch etwas mehr Spaß machte.

Eines Tages war Veronika besonders motiviert, denn ihr wurde bewußt, daß ihr kein Stück ihrer alten Klamotten mehr paßte. Sicher, sie hatte inzwischen schon des öfteren ein Kleidungsstück enger machen müssen, aber diesmal war es etwas anderes. Ihre Sachen paßten einfach nicht mehr.

Voller Freude fuhr sie in die Stadt, um einzukaufen. Und als sie schließlich feststellte, daß Sie mehrere Kleidergrößen verloren hatte, war sie vor Begeisterung kaum zu bremsen.

Das ganze Training über schlenkerte sie unkonzentriert mit ihren Hanteln herum – ja, auch Veronika hatte sich inzwischen solche poppigen Hanteln besorgt – und sprach pausenlos auf Heike ein. Sie berichtete, wie stolz sie war und daß sie sich so gut wie seit Jahren nicht mehr fühlte. Vermutlich hörte sie auch deshalb die Bemerkung des dicken Mannes nicht, der mit seiner Frau am Waldrand spazierenging und an dem sie gerade mit zügigen Schritten vorbeigegangen waren. Wieder an ihren Autos angekommen – Veronika hatte inzwischen alles erzählt, was sie zu berichten hatte –, sagte Heike: „Hör mal, hast du eigentlich mitbekommen, was der Dicke zu seiner Frau gesagt hat, als wir vorbeigelaufen sind?"

Veronika zuckte mit den Schultern. „Nö", meinte sie, „was hat er denn gesagt?"

„Er sagte", grinste Heike, „daß es komisch sei, daß immer nur schlanke Menschen Sport betreiben würden."

„Das hat er gesagt?" Veronika sah Heike mit offenem Mund an. „Und er hat uns beide gemeint?"

Heike nickte. Veronika umarmte Heike. Und es dauerte einige Minuten, bis sie Heike wieder losließ.

Kapitel 10

Wenn Sie es noch besser machen wollen

Wenn Sie dieses Buch bis hierher gelesen, zumindest den zweiten Teil, dann wissen Sie genug, um Ihren Fettdepots den Kampf anzusagen. Allerdings sollten Sie keine Wunder über Nacht erwarten. Schließlich sind Sie auch nicht eines Tages schlank ins Bett gegangen und übergewichtig aufgewacht. Es hat Sie viel Mühe und Kalorien gekostet, Ihre Fettdepots anzulegen. Rechnen Sie also mit einem ähnlichen Aufwand, sie wieder loszuwerden.

Nehmen Sie sich also nicht zu viel auf einmal vor. Auch kleine Veränderungen wirken sich über einen längeren Zeitraum sehr positiv aus und können große Veränderungen - die nur kurzfristig durchgehalten wurden - leicht übertreffen. Gelingt es Ihnen beispielsweise, lediglich 15 Gramm Fett am Tag einzusparen, weil Sie Ihr Brötchen etwas dünner mit Butter bestreichen, dann sparen Sie auf diese Weise gut fünf Kilo Fett pro Jahr ein. Wenn Sie dagegen alles von Anfang an hundertprozentig machen wollen, macht sich leicht Frust breit, und die guten Vorsätze werden schnell wieder aufgegeben.

Oder gehören Sie zu der Gruppe von Menschen, die bereits halbe Ernährungswissenschafter waren, als sie mit dem Lesen des Buches begonnen haben?

Könnten die folgenden Sätze von Ihnen stammen?

„Ich weiß genug, um alles richtig zu machen, aber ich tue es einfach nicht."

„Mir schmeckt es einfach zu gut."

„Ich vergesse sofort alle guten Vorsätze, wenn mein Lieblingsgericht auf den Tisch kommt. Habe ich dann wieder über die Stränge geschlagen, bin ich so frustriert, daß ich meine guten Vorsätze erst einmal wieder aufgebe."

Trifft das Gesagte auf Sie zu? Dann lesen Sie unbedingt auch Teil 1 des Buches, und vor allen Dingen machen Sie auch die dort beschriebenen Übungen.

Oder bekommen Sie von anderen Menschen immer wieder zu hören:

„Ich wünschte, ich hätte deine Figur, und ich verstehe nicht, warum du dich so verrücktmachst."

Auch in diesem Fall gilt: Was andere sagen, sollte und ist für Ihr Wohlbefinden nicht entscheidend. Sie müssen sich wohlfühlen, und wenn es Sie eben stört, daß Sie noch keinen Waschbrettbauch haben, dann sollten Sie es ganz einfach ändern. Nur Ihre persönlichen Ansprüche entscheiden, wie Sie auszusehen haben.

Allerdings empfehle ich Ihnen, kurz darüber nachzudenken, ob Ihre Vorstellungen einer perfekten Figur wirklich Ihre eigenen Ideale sind. Es ist nämlich frustrierend, jenen Idealen hinterherzulaufen, die von der Modeindustrie so geschickt vorgegeben werden, daß Millionen von Menschen glauben, es seien ihre eigenen Vorstellungen und Wünsche.

Sie haben sich eindringlich gefragt? Und Sie sind sich sicher, daß es ist Ihr persönlicher Wunsch ist, eine geradezu perfekte Figur zu haben, was das auch immer für Sie bedeuten mag? In Ordnung, dann gehen Sie ans Werk, und arbeiten Sie daran. Aber gerade eine ideale Figur braucht Zeit. Machen Sie sich also nicht verrückt, und genießen Sie den Weg dorthin.

Auch wenn Sie inzwischen genug über Fett wissen und auch darüber, wie man es vermindert, im folgenden noch ein paar Tips, die Ihnen zusätzlich helfen können, wenn Sie es besonders gut machen wollen:

- *Kauen Sie alles, was Sie essen, sehr gut, und schlingen Sie nicht.*

- *Bevorzugen Sie Vollkornprodukte, und reduzieren Sie Backwaren aus Auszugsmehl.*

- *Versuchen Sie viele Hülsenfrüchte und Reis in Ihren Speiseplan aufzunehmen.*
  Ich weiß, daß Sie diesen Tip schon einmal von mir gehört haben, aber manche Empfehlungen verdienen es, wiederholt zu werden. Denn gerade diese Lebensmittel versorgen Sie langfristig und sehr gleichmäßig mit Energie.

- *Reduzieren Sie Stärkeprodukte, da sie Ihren Insulinspiegel recht stark ansteigen lassen.*

- *Wenn Sie Nudeln lieben, wählen Sie Nudeln aus vollem Korn.*

- *Reduzieren Sie Schweinefleisch – oder besser noch: lassen Sie es weg, und ziehen Sie Huhn oder Fisch dem Rindfleisch vor. Überhaupt wäre es eine gute Idee, Ihren Fleischkonsum gering zu halten.*

- *Versuchen Sie, viele Balaststoffe aufzunehmen. Balaststoffe regen nicht nur die Verdauung an und sind schon von daher sehr wichtig, sondern bieten noch einen weiteren Vorteil. So hilft Ihnen beispielsweise ein Apfel, ein paar Minuten vor dem Essen zu sich genommen, gleich zweifach: Erstens sind Sie nicht mehr ganz so hungrig, wenn es an die Hauptmahlzeit geht, und zweitens weiß man heute, daß sich einige der Fettsäuren (das ist nichts anderes als eine andere Bezeichnung für Fett), die Sie durch das anschließende Essen aufnehmen, an die Ballaststoffe des Apfels binden und unverdaut wieder ausgeschieden werden. Es ist zwar nur ein geringer Teil, aber steter Tropfen höhlt den Stein, und jedes Gramm Fett, das Sie so wieder loswerden, hilft Ihnen auf dem Weg zu einer besseren Figur. Das gleiche gilt natürlich auch für andere Balaststoffe, wie sie vorzugsweise in rohem Gemüse und Obst vorkommen.*

Aber denken Sie nicht nur ans Essen. Und grübeln Sie nicht nur darüber nach, ob Sie wohl alles richtig machen. Essen kann und soll ruhig auch ein Genuß sein, das ist völlig in Ordnung, andererseits sollte sich nicht Ihr ganzes Leben um das Thema Essen und richtige Ernährung drehen. Wenn Sie ständig darüber nachdenken, ob Sie alles richtig machen, verlieren Sie schnell den Spaß daran. Und wenn Sie einmal wieder so richtig zugeschlagen haben, dann … Na dann genießen Sie es wenigstens, und freuen Sie sich darüber, daß so etwas im Gegensatz zu früher ja nur noch sehr selten vorkommt.

Ihr gesamter Schlankheitsplan bricht nicht sofort zusammen, wenn Sie einmal über die Stränge schlagen. Stellen Sie sich vielmehr Ihren Weg zu einer neuen, besseren Figur als eine Reise vor. Und gehört nicht bei einem gelungenen Urlaub auch eine schöne Anreise dazu? Wenn Sie auf dieser Reise einmal mehr als nötig anhalten und vielleicht sogar manchmal wieder ein kleines Stück zurückfahren, weil Sie etwas vergessen haben, dann genießen Sie es, denn es gehört zu Ihrem ganz persönlichen Reiseweg dazu. Einer Reise zu mehr Gesundheit, Lebensfreude und Schlankheit. Ich wünsche Ihnen viel Spaß dabei und großartige Ergebnisse.

Vielleicht schreiben Sie mir auch einmal, welche Erfahrungen Sie dabei gemacht haben. Sie erreichen mich über den Verlag. Ich würde mich freuen, von Ihnen zu hören.

Das Medi-Check-Konzept

Das Konzept des Medi-Check Institutes mit Sitz in Florida unterscheidet sich deutlich von anderen Schlankheitsprogrammen.

So wird zunächst bei jedem Programmteilnehmer der Fettanteil des Körpers ermittelt.

Mit Hilfe der eigens entwickelten Computersoftware erhält er darüber hinaus sofort eine individuelle Analyse, die ihm einen ausführlichen Überblick über seinen momentanen Ist-Zustand gibt.

Schwerpunkt des Systems ist ein ganztägiges Seminar, das dem Programmteilnehmer hilft, ungeliebte Eßgewohnheiten endgültig aufzugeben. In diesem Seminar werden neue Erkenntnisse und gesammelte Erfahrungen rund um das Thema Mental Training in bezug auf das Thema Schlankheit angewandt. Es werden dem Teilnehmer die Gründe bewußt, die dazu geführt haben, daß er mehr ißt, als er eigentlich will. Durch Übungen und spezielle Techniken werden dann neue Verhaltensmuster konditioniert. Für den Erfolg des Systems ist es nicht wichtig, daß der Teilnehmer einen eisernen Willen mitbringt. Vielmehr erreicht er eine automatische Verbesserung des Eßverhaltens dadurch, daß er selber neue verbesserte Verhaltensweisen dauerhaft integriert. Auch arbeitet nach kurzer Zeit sein Unterbewußtsein automatisch für ihn. So soll erreicht werden, daß Figurprobleme und Diätprogramme auf Dauer der Vergangenheit angehören. Ernährungshinweise und Techniken zur Stoffwechselanregung sind ebenfalls Bestandteil des Gesamtprogramms.

Ferner bietet das Medi-Check Institute über ihre deutsche Tochtergesellschaft ein Audioprogramm an, mit dem der Teilnehmer auch alleine zu Hause sehr effektive Ergebnisse erzielen kann.

Das Medi-Check-Programm wird ausschließlich über ausgewählte Ärzte oder Mitarbeiter der Gesellschaft angeboten.

Informationen erhalten Sie unter:

Medi-Check Deutschland GmbH
Peter-Sander-Straße 43
(Acorum Gewerbepark)
55252 Mainz-Kastel
Deutschland

Tel.:0049 (0)6134 180 442
Fax:0049 (0)6134 180 443

Wofür ist die Fett-Polizist-Drehscheibe gedacht?

Die diesem Buch beiliegende Drehscheibe wurde von Victor Scott entwickelt. Sie hilft Ihnen dabei, mühelos festzustellen, wieviel Prozent der Kalorien, die Sie zu sich nehmen, Kalorien in Form von Fett sind.

Sie können sich im Moment noch nicht vorstellen, warum das von Bedeutung sein soll?

Sie sind der Auffassung, daß die Angabe von Fett in Gramm auf den Lebensmitteln schließlich genügt?

Lassen Sie sich überraschen, und lesen Sie hierzu das Kapitel 4 im zweiten Teil des Buches. Sie dürfen sich dabei auf einige neue Erkenntnisse gefaßt machen. Sie werden schon bald bemerken, wie wertvoll diese Drehscheibe auf Ihrem Weg zu einer besseren Figur noch für Sie sein wird.

Literaturverzeichnis

Birkenbibl, Vera F.: Das Leben erfolgreich meistern. moderne industrie 1992.

Klein, Volker: Fettabbau - Schlank werden und bleiben. Novagenics, 1991.

Wagandt, Alexander: NLP für Manager. Signum Verlag 1997.

Wirth, Alfred: Adipositas: Epidemiologie, Ätiologie, Folgekrankheiten, Therapie. Springer Verlag 1997.

Der Autor

Alexander Wagandt, Jahrgang 1962, gilt in Insiderkreisen als Deutschlands progressivster Management-Trainer. Seine Methoden unterscheiden sich vehement von jenen seiner Kollegen.

Wagandt setzt in seinen Seminaren und Büchern nicht nur auf das Vermitteln neuen Wissens. Wagandt: „Wissen ist latent fast immer ausreichend vorhanden. Aber es wird zuwenig umgesetzt. Der Raucher weiß, daß er zu rauchen aufhören sollte. Der Übergewichtige weiß, daß er abnehmen müßte. Und der Verkäufer weiß, daß er Termine vereinbaren muß, um Umsätze zu machen. Und alle drei wissen auch zumeist, wie sie es machen müßten. Aber ... sie tun es nicht. Und genau hier muß angesetzt werden. Nirgendwo sonst."

Alexander Wagandt ist Vorstand der Deutschen Akademie für A. O. S. P. und Geschäftsführer der „P3 finest Seminars and Training Deutschland GmbH". Er führt Seminare für Banken, Versicherungsgesellschaften, internationale Konzerne, aber auch offene Veranstaltungen für Privatpersonen durch.

Wagandts Engagement innerhalb eines Schlankheitskonzepts scheint nur auf den ersten Blick nicht in die Palette seiner Tätigkeiten hineinzupassen. Schnell läßt sich ein Zusammenhang zwischen geistiger Einstellung und körperlicher Erscheinung erkennen. Von daher ist das Schlankheitssystem das vielleicht unbestechlichste und objektivste Meßinstrument für die Qualität seiner Arbeit. Die mentalen Schlankheitsseminare haben deshalb für Alexander Wagandt eine ebenso hohe Priorität wie ein mehrtägiges Manager-Training für einen Großkonzern. Inzwischen arbeitet er diesbezüglich sehr eng mit dem Medi-Check Institute in Florida, USA, zusammen.

Wagandt ist ein didaktisches Phänomen. Er versteht es meisterhaft, auch schwierige Themen mit Spaß zu vermitteln. Wie „fettlos“ ist auch sein Buch „NLP für Manager“, erschienen im Signum Verlag 1997, leicht zu lesen, aber fundiert in der Aussage.